슈퍼맨 윤샘의
# 중국 이야기

헬시온

슈퍼맨 윤샘의
중국 이야기

초판 1쇄 인쇄  2021년 1월 25일
초판 1쇄 발행  2021년 2월 5일

지은이 | 윤종선
펴낸이 | 하인숙

펴낸곳 | 헬시온
출판등록 | 2020년 2월 18일 제2510020200000011호

주소 | (우)07983 서울시 양천구 목동서로 77 현대월드타워 1713호
전화 | 02-2061-0765
팩스 | 02-2061-0766

ⓒ 윤종선, 2021
979-11-91194-06-7 (03510)

# 슈퍼맨 윤샘의
# 중국 이야기

슈퍼맨비뇨기과
윤종선 원장의
**중국 역사, 문화, 사람 이야기**

윤종선 지음

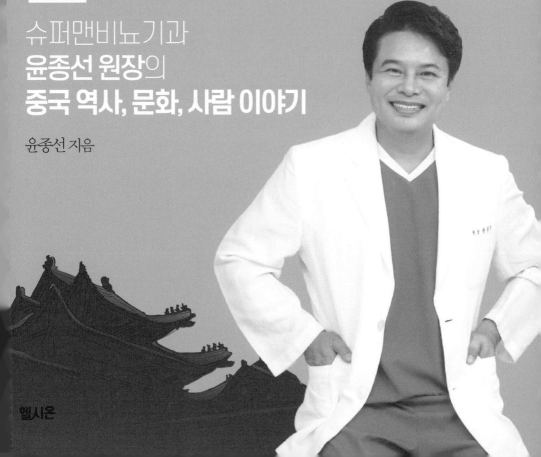

헬시온

# 프롤로그

2008년에 학회 일로 연변을 방문하면서 백두산에 올랐던 것이 중국에 다녀온 첫걸음이었다. 연변시의 한글과 간체자를 동시에 쓴 간판들을 보고, 두만강에 가서 막걸리에 황태구이를 마시고, 한국 돈으로 계산이 된다는 것을 체험하면서 중국이 가까운 이웃처럼 편안해졌다. 그 후로 학회 카데바 실습과 국제학회 발표 등으로 중국을 자주 방문하게 되었는데 그때 마침 한류열풍이 불었다.

백옥 같은 피부와 조각 같은 외모를 지닌 연기자들이 나오는 한국 드라마는 중국 여성들을 한국 성형외과로 이끄는 광풍을 불러일으켰다. 그 여파로 한국 비뇨기과의 남성수술에 대한 수요가 증가하면서 그에 따른 수술 합병증이 발생했다. 그리고 한국에서 합병증 및 재수술을 전문으로 하던 슈퍼맨 윤샘에게 이 문제의 해결을 위한 요청이 들어왔다. 그것을 시초로 북으로는 시베리아 벌판에 있는 다칭에서부터 남으로는 동구안까지 중국을 종횡무진 다니게 되었다.

중국을 10여 년간 다니다 보니 주변에서 "돈 많이 벌었느냐?"라는 질문을 많이 받는다. 중국 내 한류열풍으로 인해 주변에 큰돈을 번 분들이 많은 것은 사실이다. 하지만 그 이면에는 사람들이 알지 못하는 어두운 부분들이 있다. 중국 의사가 본 한국 의사는 자기 밥벌이를 뺏으러 온 경쟁자일 뿐이었다. 그나마 한국 의사의 실력이 좋으면 다행인데, 중국 의사와 실력이 비슷하거나 그 이하일 때는 뒷담화의 공격대상이 되었다.

중국 보다남성병원의 초청으로 방문한 정저우에서 슈퍼맨은 중국에서의 활동을 돈을 벌기 위한 수단이 아니라 교육의 장으로서 펼쳐나가기로 결심했다. 즉, 중국 의사에게 물고기를 잡아주는 것이 아니라 낚시하는 법을 가르쳐 주기로 했다. 그러면서 항상 비뇨기과 질환에 대한 이해와 치료에 대한 교육을 우선으로 삼았다.

탕샨 생식기병원에서는 매년 한·중·일 비뇨외과 신기술 학회를 주최한다. 이곳은 슈퍼맨이 주기적인 학회활동과 진료와 교육을 통해 체계적인 시스템을 구축한 곳이다. 그래서 더 애정이 가는 곳이기도 하다. 당시에 교육과 지도를 하며 수술방 주임의사와 가장 많은 시간을 보냈는데 지금은 그곳의 대표원장이 되어서 병원을 운영하고 있다. 그는 술 한잔 나누는 자리가 있으면, 항상 슈퍼맨 사부님 덕분에 병원장 자리에 오르게 되었다고 감사를 표한다.

청두의 보다남성병원은 음경확대수술 후 합병증으로 인한 재수술 요청으로 갑작스럽게 방문한 곳이다. 아주 복잡하고 고난이도의 케이스들을 해결하면서 대한민국의 위상을 세웠다는 자부심으로 가득했다. 그때 이곳의 수술방 책임자가 후아동 의사였는데 슈퍼맨 윤샘의 새로운 남성수술에 감동을 받아서 두 달 뒤 한국으로 연수를 오게 되었다. 병원장이 연수비용을 전액 지원하고 5년간 다른 병원으로 이직하지 않는 조건으로 오게 되었다고 했다. 지금도 후 주임은 항상 슈퍼맨 윤샘을 사부로 칭하며 제자로서 예를 다하고 있다. 슈퍼맨 윤샘이 다녀간 중국 남성병원에서는 교육 후 배운 지식을 이용해 새로운 방법으로 수술을 했고, 그에 따라 중국 의사의 수입과 위상도 커져갔다. 그렇게 슈퍼맨 윤샘은 중국 의사의 경쟁자가 아니라 그들에게 실질적인 도움을 주는 진정한 사부가 되어 가는 곳마다 환영을 받았다.

그러나 슈퍼맨은 한류의 자부심은 갖되 자만하지는 않았다. 중국인의 가장 큰 특징은 중화사상中華思想이다. 이 사상은 춘추전국시대에 형성되어 한漢 시대에 체계화되었다. 중中은 가운데라는 뜻이며 화華는 문화라는 뜻으로, 중국인들은 자신이 사는 곳이 세상의 중심이고 그 주변에는 이민족이 산다고 생각했다. 세상을 사해四海라고 하며 중국을 둘러싼 이민족을 동서남북으로 구분해 사이四夷라고 불렀다. 동이東夷 동방오랑캐, 서융西戎 서방오랑캐, 남만南蠻 남방오랑캐 그리고 북적北狄 북방오랑캐이라고 불렀으며, 이들이 사는 바깥에는 바다가 있다고 생각했다. 온 세상의 중심인 중국의 천자天子가 각 이민족을 교화시켜 세상의 질서를 유지한다는 자부심 또는 우월감을 포함하며, 중화中華 이외에는 이적夷狄이라 하여 천시하는 자만심을 가지고 있다고 해서 화이사상華夷思想이라고도 한다. 슈퍼맨도 본인을 '동쪽에서 온 오랑캐'로 생각하는 사람들이 일부 있을 거라는 전제하에 중국을 오갔다. 그래서 행동 하나하나에 흠집 없이 군자君子의 도리를 다하기 위해 노력했다. 주변 사람들이 궁금해했던 수입은 필요경비 정도만 받았고, 그나마도 흔히

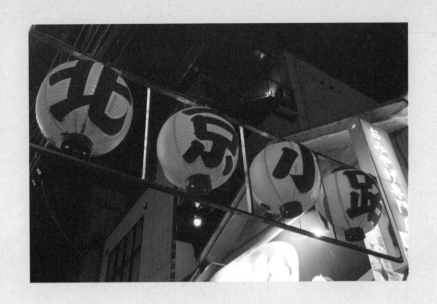

말하는 배달사고로 못 받은 경우도 있었다.

중국을 이해하고 싶고, 특히 중국과 사업을 계획하고 있다면 다음과 같은 특유의 문화적 특징을 알아 둔다면 좋을 것이다.

중국인의 성격을 대표하는 말은 만만디慢慢的다. '천천히'라는 뜻으로 한국인의 '빨리빨리'와 반대 의미다. 3일이면 처리할 일도 3주 이상 걸리고, 곧 도착한다고 해놓고 두 시간 뒤에 오기도 한다. 중국은 땅덩어리가 커서 옛날 옛적에 황명을 내리면 먼 곳에는 1년 뒤에 도달하고, 그 답을 받는 데 다시 1년이 걸리고, 그것을 다시 조정할 때마다 2년이 추가로 걸렸다고 한다. 그래서 작은 일조차도 느긋하게 진행한다고 한

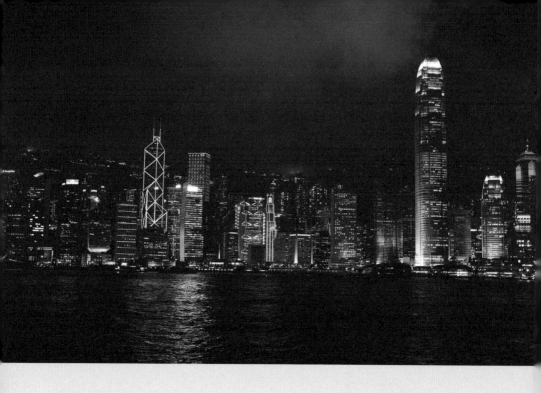

다. 거기에다가 현재는 확인하고 또 확인하는 특유의 문화 때문에 더욱 만만디가 심화되었다고 한다. "돌다리도 두드려보고 건너라."라는 우리나라 속담과 비슷하게 "먼저 친구가 된 후에 사업하라."라는 중국 속담이 있다. 서로에 대해 파악하고 신뢰를 바탕으로 하면 무슨 일이든 할 수 있다는 의미다. 중국인은 이처럼 장기적으로 함께할 수 있는 동반자를 찾는다.

　중국의 면적은 남북한을 합친 면적의 40배가 넘으며, 러시아 · 캐나다 · 미국과 함께 해수면의 포함 여부에 따라 세계에서 3~4번째로 큰

나라이다. 이런 대륙적인 기후환경의 영향으로 중국인은 인내심이 강하고 체면을 중시하며 다른 사람의 일에는 무관심하고 실질적인 것을 좋아한다. 이러한 중국인의 특징을 이해한다면 중국인에 대한 오해도 줄어들 것이다.

가는 곳마다 비뇨기과 최신 기술에 대한 세미나를 열고 지도하면서 애주가인 슈퍼맨은 뒤풀이로 각 지역의 명주를 마시게 되었고, 그 향을 맡고 맛을 음미하면서 술에 대한 시각이 달라졌다. 술마다 그 지역의 이야기를 담고 있고 그 지역을 대표한다는 것을 깨닫자 글로 남겨 두고 싶었다. 더불어 그 술에 맞는 중국의 음식문화와 술자리문화 그리고 풍속에 대해서도 이 책을 통해서 전하고 싶었다.

이 책이 나오기까지 슈퍼맨에게 중국의 언어와 문화를 가르쳐주신 사부님인 한종완 교수님과 술을 좋아하던 슈퍼맨에게 의학에 대한 마음가짐과 의료인으로서 바른 길을 가도록 인도해주신 사부님인 이찬일 원장님께 감사를 드린다.

2021년 1월

슈퍼맨 윤종선

'술과 남자', 이야깃거리가 많을 수밖에 없는 참 재밌는 조합이다. 거기에 중국이 배경이다. 더욱이 이야기의 화자는 중국전문가가 아닌 비뇨기과전문의다. 정말 절묘한 조합이라고 생각하며 "과연 어떤 이야기가 담겨 있을까?" 하는 호기심에서 출발하여 단숨에 읽어보았다.

대륙 각 지역의 대표도시 13곳을 종횡무진하며 펼치는 역사, 문화, 술 그리고 남자 이야기가 잘 어우러져 지루하지 않다. 워낙 넓은 나라다 보니 많은 도시는 아니지만, 저자는 가는 곳마다 긴밀한 인연과 뛰어난 의술로 중국 의료인들을 사로잡으며 융숭한 환대와 진한 우정을 나눈다. 이는 중국인을 상대로 정말 쉽지 않은 일이다. 그야말로 읽기만 해도 뿌듯한 활약들이다. 명색이 중문과 선생인 본인보다 중국에 대해 더 전문적이고 더 재밌는 이야기들을 넘치게 풀어놓는다.

《한서漢書》의 〈식화지食貨志〉에 "술은 하늘이 내려준 복酒者, 天地美禄"이란 말이 전해진다. 자연이 준 최고의 선물이란 뜻이나, 오랜 역사 속 이야기들을 통해 여기에는 명암이 존재함을 확인할 수 있다. 그 때문에 《예기禮記》에 나오듯 "술로써 예를 완성酒以成禮"하고 중용의 도를 지켜야 할 필요가 있다.

윤종선 원장은 정말 술을 사랑한다. 오랜 시간 함께하며 정말 누구보다 술을 사랑함을 알 수 있었다. 그런 의미에서 그는 '참 복 받은 사람'이다. 이 글을 쓰고 있는 본인은 아쉽게도 술을 입에도 대지 못한다. 참 복도 없다. 그런데 아이러니하게도 이런 본인과 술을 그렇게 사랑하는 윤 원장이 한때 하루가 멀다 하고 거의 매일, 수년을 어울렸다. 바로 '중국'이라는 공통 매개체를 통해서였다.

처음 윤 원장을 만난 것은 중국에 대한 지대한 관심으로 혼자서 중국어를 공부할 때였다. 외국어를 공부해본 사람은 누구나 경험하겠지만, 기초부터 혼자 시작한다는 건 정말 쉬운 일이 아니다. 특히 발음이나 문장 해석이 엉망이 되기 일쑤다. 마침 서로 이웃이었기에 퇴근하고, 혹은 주말에 시간이 날 때마다 같이 어울리며 중국어를 공부했다. 배우는 입장의 윤 원장은 정말 성실했다. 주어진 과제는 물론, 연습문제를 철저히 예습하고 각 과정을 거의 완벽하게 단계별로 학습해 나갔다. 적지 않은 나이에 중국어 공부를 시작하여, 바쁜 병원 일 속에서도 끊임없이 중국어의 끈을 놓지 않고 공부했다. 서울로 병원을 옮긴 요 몇 년간은 같이 공부하지 못했지만 지금쯤은 아마 중국인과 일반적인 대화를 나누는 데는 문제가 없을 것이다.

학생으로서 윤 원장에 대해 성실함 외에도 한 가지 더 칭찬하고 싶은 게 있다. 중국인과 중국 문화에 대한 관심이다. 윤 원장은 중국어를 잘하고 중국을 이해하기 위해서는 중국 문화를 제대로 이해해야 한다는 마음가짐을 갖고 있었다. 본인이 제일 좋아하는 학생의 자세였다. 중국어를 공부하면서, 식사하면서, 술이나 차를 마시면서 시시때때로 중국 문화에 대해 서로 얘기를 나눌수록 더 좋았던 점은 겸손함이었다. 중국에 좀 살았거나 자주 다녔던 많은 이들이 자칭 중국전문가다. 하지만 윤 원장은 이미 적잖이 중국에 다녀왔음에도 항상 경청하며 배우는 자세를 잃지 않았다. 이 책에서도 윤 원장의 그런 모습을 확인할 수 있다. 낙후한 의료시설이나 한국보다 못한 의료기술을 지닌 중국 병원 및 의사들을 대함에 있어서도 항상 겸손하고 있는 그대로를 존중한다. 어디를 가도 융숭한 대접에 환대를 받는다. 심지어 중국인들과 사제관계나 의형제를 맺을 정도다. 중국인들은 그렇게 만만한 사람들이 아니다. 오랜 역사 속에서 한국이라는 나라와 한국인은 중국인에게 그렇게 대단한 존재가 아니며, 심지어 무시하기까지 한다. 그런데 윤 원장은 본인의 실력과 인성에 의지해 어느 지역, 어느 병원을 가더라도 전문가로서 인정을 받을 뿐 아니라 진정한 인간관계를 만들고 있다. 정말 대단한 활약이다. 그야말로 진정한 중국전문가라고 하고 싶다. 이것은 물론 성실한 배움의 자세, 겸손 그리고 술이 있었기에 가능했다.

중국은 넓은 지역과 오랜 역사 속에서 다양한 종류의 술과 문화를 만들어내고 이를 전하는 나라다. 윤 원장이 아직 다녀보지 못한 지역, 마셔보지 못한 술 그리고 넓은 (남성의학) 시장…. 무궁무진한 이야깃거리가 넘치는 나라이기도 하다.

현재 사드(THAAD) 배치 문제로 인한 한중관계의 경색, 현직 개업의로서 시간의 제약 등으로 인해 이번 책에서는 일부 지역과 술 이야기에 그치고 있다. 이 정도만 해도 흥미로운 이야기가 가득하지만, 향후 시간이 흘러 더 많은 지역을 다녀온다면 얼마나 더 많고 다양한 중국 이야기를 담아낼 수 있을지 정말 기대된다.

'청출어람, 이승어람 靑出於藍, 而勝於藍'이라고 하였다. 사제이자 친구인 윤 원장의 활약을 보고 들을 때마다 뿌듯하면서 한편 고맙기도 하다. 바라건대 앞으로도 지금과 같이 의료분야에서의 뛰어난 활약을 바탕으로 한중교류의 한 축이 되어 한국인의 우수함을 널리 알리고, 본인의 분야에서 더욱 승승장구하기를 희망하며 이만 추천의 글을 마친다.

조선대학교 중국어문화학과 교수 한종완

코로나 바이러스 덕분에 우리는 이전에 경험해 보지 못한 많은 경험들을 하며  상상할 수도 없이 힘들었던 2020년 한 해를 보냈다.

깊은 암흑 같은 터널에 한 줄기 빛처럼 주옥 같은 책 한 권이 힘든 한 해를 보낸 우리에게 격려의 선물처럼 주어졌다. 흥미로운 정보에 시간 가는 줄 모르고 단숨에 책을 독파했다. 독서광인 나도 흥미를 느끼고 단숨에 독파할 수 있는 책은 사실 몇 권이 되지 않는다.

이 책은 요약하자면 단순한 중국여행 정보서가 아니라 '비움과 채움의 미학'을 실천하는, '슈퍼맨 윤샘'이란 닉네임을 사용하는 남성의학 전문 의료인 윤종선 원장의 삶을 담은 자서전 같은 책이라 할 수 있다.

– 일반적인 경우에는 자신만의 수술 노하우를 공개하지 않는다. 수많은 고민과 시련 끝에 완성한 것이기 때문이다. 물론 인지상정人之常情이지만, 이것은 단기간에는 본인의 권위에 도움이 될지 몰라도 길게 보면 '독 안에 든 쥐'가 되는 셈이라고 슈퍼맨은 믿는다. – 중략 – 슈퍼맨

은 힘들게 개발한 나만의 수술법을 1년에 국내학회에서 2번, 국제학회에서 2번 늘 공개한다. 아무것도 가진 것이 없어야 다음 발표를 위해 또다른 새로운 수술법을 연구하고 개발하게 되기 때문이다.

맞다! 우리의 삶이란 비움과 채움의 연속행위다. 비운 만큼 채울 수있으며, 새로운 것을 받아들이려면 공간이 필요하다. 여백이 생기면 삶에 대한 의욕이 생기고 무언가를 하고 싶어진다. 떠나보내야 하는 것은 유통기한이 지난 오래된 음식뿐만이 아니다. 마음속 낡은 생각들을 내보내고 나면 새롭고 활기찬 생각이 들어설 자리가 생긴다. 이 책은 비움의 중요성을 망각하고 채움만을 생각하는 어리석은 우리에게 간접적으로 일침을 가하는 책이다.

비움의 미학

나승빈

사람이 아름답게 보이는 건

그 무엇을

채워갈 때가 아니라

비워갈 때이다.

사람이 더 아름답게 보이는 건

그 무엇이건

다 비워 놓고 채우지 않을 때이다.

사람이 가장 아름답게 보이는 건

그 무엇이나

다 비워놓고도

마음이 평화로울 때이다.

- 중략-


이 책에서 슈퍼맨 윤샘은 실천하는 삶 속에서 우리에게 비움과 채움의 파급력을 전수한다.

슈퍼맨 윤샘은 습관처럼 말하곤 한다. "나 죽거든 화장하여 내 고향 순천만에 뿌려줘라." 이 말에서 모든 것을 쓰고 이 세상에 남겨놓은 것 없이 가야 하는 것이 인생(구본형의《늘 눈부신 하루를 위하여》중에서)이라는 말을 철저하게 실천하는 자유로운 영혼의 소유자임을 알 수 있다.

이 책은 해박한 중국 역사, 문화 지식과 함께 펼쳐지는 구수한 체험담 그리고 그 어떤 여행 책에서도 접하기 힘든 중국 여행 정보(특히, 애주가 및 식도락가에게는 특급 정보) 및 쉽고 간결하고 재미있게 풀어 놓은 남성 의료정보까지 가득하다.


- 꿈 많은 학창시절, 음경 왜소로 부끄러워서 쉬는 시간이면 화장실 구석진 곳에서 소변을 보던 학생은 사회에 나와서도 위축되기 마련이다. 이런 경우 슈퍼맨의 특수 포경수술을 하면, 하늘을 나는 상상 속의 동물인 용처럼 그 꿈과 이상을 높여 자신감 있는 학창시절을 보냄으로써 사회에 나 와서도 성공적인 삶을 이루는 효과를 줄 수 있다

- 슈퍼맨은 이렇게 생각한다. 남성 확대는 자기 자신의 만족감이며,

타인에 대한 자신감의 표현이다. 의학은 우리 인간을 위해 존재하며 문제인 동시에 해결책이다.

– 용불용설用不用設. 약과 주사 그리고 수술을 통해서 계속 성관계를 해야 한다. 약을 복용하면 습관성이 될까 봐 발기부전을 치료하지 않는다면 발기하는 능력은 사라질 수밖에 없다.

"스스로를 존경하면 다른 사람도 당신을 존경할 것이다(Respect yourself and others will respect you)."라는 영어 속담이 생각난다. 남성의학은 단순한 성적 만족감을 위한 것이 아니라, 남성의 자존감을 높여 삶의 질을 증진시키는 좋은 수단이다.

언젠가 이 책과 함께 슈퍼맨 윤샘이 거쳐간 다양한 사람들의 인연을 따라 중국을 자유롭게 여행해보고 싶다.

학창시절 라틴어를 공부할 때 즐겨 사용했던 문구를 슈퍼맨 윤샘 덕에 다시 한번 써볼 기회가 생긴 것 같다.

ama et fac quod vis.

사랑하라. 그리고 그대가 원하는 것을 하라.

대한구강안안면외과학회 10, 11대 평의원
슬로우시티 담양 동산치과 대표원장 이찬일

# 차례

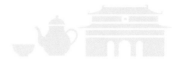

이 책은 한국과 중국의 문화 특성상 번체자와 간체자,
그리고 한국어 발음과 중국어 발음이 혼용되어 있습니다.

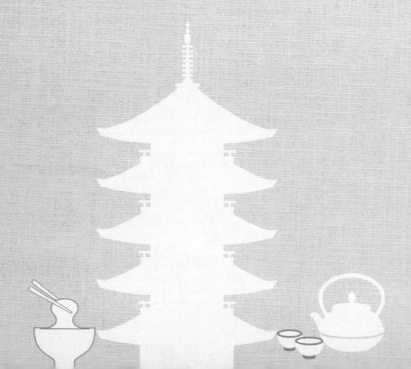

제1장

# 소림사와 판관 포청천의 고장
# 정저우

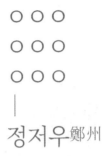

정저우鄭州

인천에서 중국 정저우鄭州로 가는 직항 비행기에 올라타고 창밖을 물끄러미 내려다본다. 주말도 아닌 평일에 가는 중국 출장길이라 병원을 며칠 비워야 하는 부담감도 있지만, 미지의 세계에 발을 내딛는 호기심과 기대감으로 충만한 상태다.

지난 주말에는 코엑스에서 열린 국제성형학회에 참석해서 남성확대수술 강의를 했다. 슈퍼맨은 강의 시 남성 수술 노하우를 하나도 숨김없이 보여주는 동영상 강의와 더불어, 군더더기 없이 꼭 필요한 부분만 추린 빠른 진행으로 시간을 절약하고 그 대신 질의와 응답 시간을 충분히 갖고자 늘 노력한다.

수술하는 의사는 오랜 시간이 흐르는 동안 자신만의 수술 노하우를

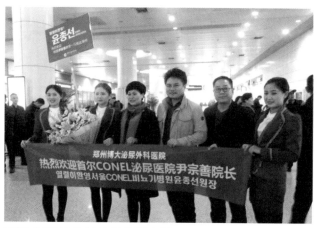

공항으로 마중 나온 정저우 보다남성병원 관계자들

갖게 되고, 이것은 '며느리도 모르는 간장게장의 비밀'이 되어 버린다. 슈퍼맨은 '지식은 흐르는 피'와 같다고 믿는다. 신체는 혈관이 막히는 곳 없이 잘 뚫려서 혈액순환이 원활해야 병 없이 건강해진다. 흐르지 않고 정체된 혈액은 사람을 죽음에 이르게 한다. 이와 마찬가지로 지식도 혼자만 갖고 있으면 동맥경화에 걸려 버린다. 세상에 널리 알려야 흐르는 피처럼 생명력이 살아 숨 쉬는 만고의 지혜가 된다.

일반적인 경우, 의사들은 자신만의 수술 노하우를 공개하지 않는다. 수많은 고민과 시련 끝에 완성한 것이기 때문이다. 물론 인지상정(人之常情)이지만, 이것은 단기간에는 본인의 권위에 도움이 될지 몰라도 길게 보면 '독 안에 든 쥐'가 되는 셈이라고 슈퍼맨은 믿는다.

쥐는 쌀이 가득 찬 독을 보면서 '아무에게도 알려주지 않고 나 혼자

먹으면 1년은 충분히 먹겠구나!' 하며 즐거운 마음으로 쌀독에 들어간다. 그러나 아무런 경쟁 없이 혼자서 배부르게 먹다가 문득 고개를 들어 보면 이미 배가 너무 불러서 쌀독을 빠져나갈 수 없게 된 뒤다. 이렇듯 '독안에 든 쥐'가 되지 않으려면 무엇이 필요할까? 바로 밧줄을 잡아주고 내려주고 당겨주는 동료다.

슈퍼맨은 힘들게 개발한 고유한 수술법을 1년에 국내학회에서 2번, 국제학회에서 2번 늘 공개한다. 아무것도 가진 것이 없어야 다음 발표를 위해 또 다른 새로운 수술법을 연구하고 개발하게 되기 때문이다.

이번 강의에서는 남성 생식기 해부학 강의와 더불어 가장 기본적인 실리콘확대수술부터 최근 유행하는 음경확대수술 그리고 확대수술 후 발생한 합병증 치료를 전반적으로 다루었다. 강의가 끝난 후 몇몇 원장님이 슈퍼맨을 기다리고 있었다. 수술방법과 기타 궁금한 점 그리고 본원에서 하는 수술을 참관하러 오고 싶다고 이야기하기 위해서였다.

슈퍼맨은 배우고자 하는 분들에게 모든 것을 오픈하기 때문에 연락처를 드리곤 하는데, 그날은 유독 통역을 동반한 한 분이 같이 식사를 하고 싶다고 요청하였다. 본인은 중국 의사인데, 슈퍼맨의 강의를 잘 들었고 이번 주에 중국의 정저우에서 열리는 국제비뇨외과학회에 한국대표로 꼭 초대하고 싶다는 것이었다. 정저우는 소림사로 유명한 곳이다. 그간 무술영화로만 봐 왔지 한 번도 가보지 못한 데다, 평소 인연을 중요하게 여기는지라 그 자리에서 바로 가겠다고 대답했다.

허난성의 성도로 황허강 남안 가까이에 위치한 정저우는 3,500년의 역사를 가지고 있다. 주나라 때부터 발달한 옛 도시이며 유명한 소림사, 송능, 쑹산 그리고 상나라의 궁성 옛터 등이 있는 곳이다. 지금은 중국에서 제일 큰 철도교통 중심지이자 면방과 구리공업의 중심지이기도 하다.

3시간 30분을 날아가서 도착한 공항에서 꽃다발을 들고 나온 병원 관계자를 만나자 기분이 좋아졌다. 다만 통역사가 다른 지방 학회 출장으로 밤늦게야 도착할 예정이라 소통에 약간의 불편함이 있었다. 그러나 그간 한종완 중문학과 교수님에게서 중국문화와 중국어학에 대해 지도편달을 받은 덕분에 간단한 의사소통을 하면서 호텔에 짐을 풀 수 있었다.

첫날은 강의 등 스케줄이 없어서 소림사에 방문하였다. 소림사는 허난성 쑹산에 있었는데 길이 얼마나 밀리는지 승용차로 3시간이나 걸렸다.

중국에 불법을 전파한 것은 서기 464년 중국으로 들어온 인도의 승려 불타선사였다. 소림사는 북위 효문제의 명으로 495년 공사를 시작하였으며, 이곳에서는 인도의 불경을 중국어로 번역했다.

무술로 유명한 소림사는 무협소설, 드라마 그리고 영화에 자주 등장해서 스님과 무술을 이어주는 배경이 되었다. 불타선사는 참선을 수행하는 방법의 하나로 무술을 도입했는데 이것이 훗날 소림 쿵푸로 발전했다. 그 후 520년 인도에서 온 달마대사가 이곳에서 수련하여 돈오한 것으로 알려져 있다.

전설에 따르면 소림 무술이 창시된 시기는 당나라 때로 이세민이 왕세충과 싸울 때 13명의 소림사 승려들이 도왔다고 한다. 실제로 소림 무술이 언급된 시기는 명나라 가정제 때부터인데, 《정기당집(正氣堂集)》에 의하면 유대유가 승려 두 명을 군대로 불러 3년간 봉술을 가르쳤다고 한다. 이후 봉술은 소림사 대표무술이 되었고, 이때부터 소림사에서는 외부의 무술을 받아들여서 양적으로 성장을 거듭했다고 한다.

소림사가 초창기에 무술로 유명해진 계기는 무술실력이 뛰어난 도적패, 걸인, 폭력전과자 그리고 망한 나라의 장수 등등 온갖 부류의 무술인들이 숨어 살거나 밥을 얻어먹기 위해 이곳에 유입된 덕분이었다. 그들만의 필살기가 이곳에 점점 쌓여 오늘날의 소림사 무술을 형성한 것이다.

소림사 구경을 끝내고 다시 정저우로 돌아오니 통역사가 도착해 있었다. 다른 지역 세미나에서 통역을 마치고 급하게 돌아왔다고 했다. 통역사의 이름은 전철남, 조선족이며 길림성에서 태어났고 쓰촨성 성도인 청두가 제2의 고향이라고 자신을 소개했다.

중국은 세계적으로 가장 많은 13.6억 명의 인구에 56개 민족으로 구성된 다민족 국가다. 91.5%가 한족이고 그 외 55개 소수민족이 있다. 55개의 민족은 상대적으로 한족보다 적기 때문에 관습적으로 소수민족이라고 부른다. 중국 역사에 나오는 민족은 140여 개 정도로 인구 1,000명 미만 민족은 포함하지 않은 숫자다. 소수민족 중에는 장족이 가장 많은데 이들은 황서 장족 자치구에 모여 산다. 이 지역은 풀이 항상 푸르고 꽃들이 만개하여 관광지로 유명하다. 특히 3만 3,000봉의 봉우리로 유명한 계림의 산수는 환상적이며 감탄을 불러일으킨다. 슈퍼맨이 본 계림의 산수는 만화영화에서 나오는 상상 속 그림과도 같았다. 그다음으로 회족, 위족, 티베트족의 비중이 높다. 조선족 인구는 소수민족 중 13번째로 많다.

중국에는 모두 148개의 자치지역이 있으며 5개의 자치구, 30개의 자치주, 113개의 자치현으로 구성된 중국 정부는 민족구역자치라고 하여 국가의 지도하에 각 소수민족이 거주하는 지역에 자치기관을 설치하고 자치권을 행사하도록 하고 있다. 조선족은 주로 동북 3성 지역에 살고 있으며, 연변 조선족 자치주는 중국 동북 지역 지린성이고 중

## 중국의 소수민족

중국은 56개 민족으로 구성되어 있다. 후이족, 몽골족, 회족, 티베트족, 위구르족, 먀오족, 이족, 좡족, 부이족, 조선족, 만족, 둥족, 야오족, 바이족, 투자족, 하니족, 카자흐족, 다이족, 리족, 리수족, 와족, 서족, 고산족, 라후족, 수이족, 둥샹족, 나시족, 징포족, 키르기스족, 투족, 다우르족, 무라오족, 치앙족, 부랑족, 살라르족, 모난족, 거라오족, 시버족, 아창족, 푸미족, 타지커족, 누족, 우즈베크족, 러시아족, 예벤키족, 더앙족, 바오안족, 위구족, 징족, 타타르족, 두룽족, 어룬춘족, 나나이족, 먼바족, 뤄바족, 지눠족이다.

심지는 연길이다. 이곳은 재중동포 80만 명이 거주하는 중국 최대의 조선족 거주 지역이기도 하다.

통역사와 함께 저녁을 먹고 숙소로 돌아온 뒤, 자야 할 시간이 되었음에도 슈퍼맨이 내일 해야 할 강의에 대해 통역사에게 설명해 주었다. 강의라는 것이 통역을 끼고 하다 보면 의사전달에만 치중하기 쉬워서 굉장히 딱딱해지는 경향이 있다. 따라서 중간 중간 유머를 넣어서 중국에 맞게 전달하는 입맞춤이 필요하다. 두 번의 리허설을 마치고 난 후 잠이 들었다.

다음 날 아침 중국식 조식 뷔페로 식사를 하고 학회장으로 출발했다. 차량에서 바라본 정저우 시내에는 많은 인파가 활기차게 움직이고 있었다. 서부 내륙지역에는 처음 방문하는 것이라 모든 것이 호기심의 대상이었다.

문득 중국에서 가장 오래된 시집인《시경詩經》의 자유스러운 연애시가 하나 떠올랐다.


　　그대의 믿음직함이여

　　나는 거리에서 기다렸거늘

　　내가 따라가지 않음이 후회가 되네

　　그대의 씩씩함이여

　　나를 방 안에서 기다렸거늘

　　내가 찾아가지 않음이 후회가 되네

　　비단 저고리에 홑옷 걸치고

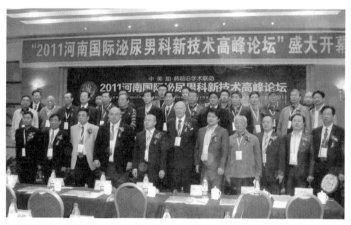

슈퍼맨을 포함, 외국에서 온 비뇨기과 암수술 및 전립선 수술 전문의들은 강의를 통해 선진 지식을 전수했다.

> 비단치마 위에 덧치마 입고
>
> 사내들이여
>
> 수레가 오면 나도 함께 가리라
>
> 비단 치마에 홑치마 걸치고
>
> 비단저고리에 홑옷을 입고서
>
> 사내들이여
>
> 수레가 오면 나도 함께 시집가리라

이 시에 등장하는 여성에게는 마음에 둔 남자가 있었다. 그 남자는 여자를 문밖에서 기다렸으나 마음을 정하지 못하여 좇지 않다가 후회하며 이 시를 지었다. 춘추전국 시대와 진나라 시대에는 정저우에 이런 자유로운 연애사가 대단히 흔했다고 한다. 그런 현장에 강의를 하러 들어가는 슈퍼맨은 무척 설렜다.

지역방송사와 인터뷰를 한 뒤 세미나실에 들어선 순간 깜짝 놀랐다. 평일 근무시간인데도 불구하고 300여 명의 중국 의사들이 강의실을 꽉 채웠기 때문이었다. 한국에서 남성수술이 한창 주가를 높일 때 주말에 200여 명의 비뇨기과 전문의가 참석한 것을 보고, 초대강사로 그 자리에 참석했던 정신과전문의가 주말에 이렇게 많이 모인 비뇨기과 학회가 너무 부럽다고 했던 기억이 떠올랐다. 정신과 학회에서는 있을 수 없는 광경이라고 했다. 그런데 여기는 단지 정저우시 근처에 있는 의사들만 모였는데도 300명이나 모였으니, 중국의 다양한 규모를 다시금 돌아보는 계기가 되었다.

그날 슈퍼맨도 처음 알게 된 사실이 있는데, 중국 비뇨기과가 한국과 달리 상상 이상으로 크다는 것이었다. 이 학회를 주최한 곳은 보다남성의원이었다. 여기서 '보다'는 넓고 크다는 중국말이다. 쉽게 말해서 남성의 그것을 두껍고 크게 만들어주는 곳이다. 8층 건물에 비뇨기과 전문의 10명, 직원 500명이 근무하는 데다, 입원실도 200병상의 대규모여서 생각보다 큰 규모에 깜짝 놀랐다. 한국으로 치면 비뇨기과 전문병원급인데 중국 내 남성의원은 보통 이 정도 규모로 운영된다고 한다. 중국은 땅만 크고 인구만 많은 것이 아니었다.

슈퍼맨을 포함, 외국에서 온 비뇨기과 암수술 및 전립선 수술 전문의들은 강의를 통해 선진 지식을 전수했다. 슈퍼맨은 마지막에 포경수술과 남성수술에 대해 강의했는데, 하이라이트 시간대를 배정해 준 주최측의 배려가 돋보였다. 한국에서 이루어지는 가장 기본적인 수술에 대해서만 강의했는데도 경이로운 눈빛과 함께 감탄사가 계속 터져 나왔다. 그럴 수밖에 없는 것이 중국은 확대수술, 길이연장, 조루증 그리고 발기부전 등 남성수술을 거의 하지 않는 불모지이기 때문이다.

그중에서도 특수포경수술에 대한 관심이 대단했다. 이것은 슈퍼맨이 수년간 연구해서 개발한 Flying Dragon(하늘을 나는 용)이라는 수술 기법으로, 기존 특수포경수술 최대 단점인 염증 발생은 억제하면서 확대 효과는 최대화한 새롭고 획기적인 포경수술법이다. 꿈 많은 학창시절, 음경이 왜소해 쉬는 시간이면 화장실 구석진 곳에서 소변을 보던 학생은 사회에 나와서도 위축되기 마련이다. 이런 경우 슈퍼맨의 특수포경수술을 받으면, 하늘을 나는 상상 속의 동물인 용처럼 그 꿈과 이상을 높여 자신감 있는 학창시절을 보냄으로써 사회에 나와서도 성공적인 삶을 영위할 수 있다.

중국에서 용은 전설 속에 존재하는 것으로 바람을 일으키고 비를 내리는 신비한 동물이다. 농업 문화권에서 비와 바람을 조절한다는 것은 오곡을 풍성하게 하여 백성들이 배부르고 나라를 평온하게 한다는 뜻이다. 그래서 중국인들은 스스로 용의 자손이라고 말하고 용을 숭배하며, 기우제를 비롯하여 각종 명절과 축하행사마다 항상 용춤을 춘다.

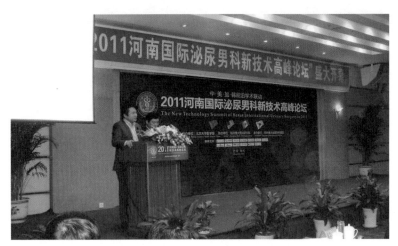

특수포경수술과 남성확대수술에 대하여 강의 중인 슈퍼맨(우측은 통역하는 전철남)

이쯤에서 포경수술에 대한 오해와 흔히 궁금해하는 점을 짚고 넘어 갈까 한다. 포경수술에 관해서는 오랫동안 논란이 있어 왔고 현재도 진행 중이다. 1990년대 미국 소아과 학회에서는 신생아 시기의 포경수술에 대해 다음과 같이 반대의견을 표명했다.

1. 본인이 의사결정을 하지 못하는 시기이므로 인권적 측면에서 문제가 있다(슈퍼맨도 신생아 시기에 포경수술을 하는 것에 반대한다).
2. 이 시기에 포경수술을 하면 통증으로 인해 심리적 장애가 남는다는 정신과적인 분석 근거도 존재한다(일반적으로 사람은 신생아 시기의 기억을 갖고 있지 않으므로 통증이 없을 거라고 생

각하지만, 그렇지 않다는 과학적인 분석이 있으므로 슈퍼맨도 신생아 시기의 포경수술에 반대한다).

3. 포경수술 시 제거하는 여분의 피부가 민감한 성감조직이므로 성기능의 약화를 초래할 수 있다(이것은 해부학적인 소견만을 자의적으로 해석하여 발췌한 것으로 이를 뒷받침하는 임상적 연구결과는 없다. 또한 성감을 일으키는 여러 변수를 고려하지 않았다. 민감한 피부조직은 조루의 원인이 되기도 하고, 요로감 염을 일으킬 위험도도 높기 때문에 슈퍼맨은 동의하지 않는다)

즉, 미국에서는 신생아의 포경수술만을 반대하는데, 국내에서는 모든 남성에게 포경수술이 필요 없다고 호도하고 있다. 2012년 이후부터 미국 소아과 학회에서는 그 입장마저 철회했다.

포경수술을 해야 하는 의학적 근거는 다음과 같다.

1. 포경수술을 하면 요로감염 위험도를 10배가량 낮출 수 있다는 대규모 연구결과가 있다. 또한 세계보건기구(WHO) 등에서는 포경 수술을 에이즈 감염에 의미 있는 예방법으로 인정했다.

2. 신생아 시기에 귀두포피염을 반복해서 앓거나 해부학적 기형 등을 동반하는 경우에는 포경수술을 시행한다.

3. 성인을 대상으로는 곤지름 같은 성병성 사마귀 또는 피부질환 에 대한 치료로 포경수술을 시행한다.

4. 노인을 대상으로는 비위생적인 원인 제거와 성기 피부의 노화,

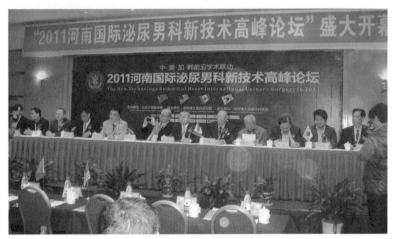
2011년 중국 허난 국제 비뇨기과 학술대회

위축, 섬유화에 대한 치료의 일환으로 시행한다.

슈퍼맨은 이렇게 생각한다. 포경수술은 하고 안 하고의 문제가 아니고, 누구에게 언제 받느냐가 더 중요한 문제다.

언제 받을 것인가? 자신이 포경수술의 필요성을 느낄 때 받는 것이 가장 좋다. 사춘기를 지나 첫 성경험을 하기 전에는 파트너와 자신을 위해서 하는 것이 바람직하다. 사춘기 시절이나 더 어린 나이에도 가능하지만, 국소마취를 할 때 협조가 가능한 10세 이후에 하는 것을 권장한다. 최근에는 애지중지 키우는 외아들이 많아서 그런지 중학생 또는 고등학생 이후에 포경수술을 하는 경우가 많아졌다.

다음으로, 누구에게 받을 것인가? 환자 또는 부모는 수술의 장점과 함께 합병증에 대해 정확하게 설명을 들은 후, 이를 바탕으로 경험 많고 숙련된 비뇨기과 전문의에게 시술을 받아야 한다.

이렇듯 포경수술에 반대하는 이론적인 근거가 모두 사라졌는데도 잘못된 이론으로 여론을 형성하는 관행은 없어져야 한다고 슈퍼맨은 의학을 기반으로 주장한다.


강의 중 중국인들이 박장대소하는 것을 보니 통역을 매우 잘하고 있는 것 같아 기분이 좋았다. 전에는 중국에 오면 한국 유학생 아르바이트 또는 의료계통에 종사하는 조선족을 통역사로 고용하다 보니 슈퍼맨의 이야기가 상대방에게 잘 전달되지 않는 경우가 많았다. 남성수술 과정을 이해하지 못하고 의학용어를 몰라서 나타나는 현상이었다. 하지만 이번에 만난 전철남은 남성수술에 대한 이해도가 높고, 이전에도 비뇨기과 관련 통역 경험이 많아 슈퍼맨의 말이 잘 전달되는 느낌이었다.

성공리에 강의를 끝낸 후 저녁식사 장소를 고르는데 통역사 전철남이 삼겹살에 소주를 한잔하고 싶다고 해서 한식당에 갔다. 사실 슈퍼맨은 중국 정통요리를 먹고 싶었지만 현지 음식을 잘 먹지 못하는 한국 사람에 대한 전철남의 배려로 느껴져 흔쾌히 이동했다.


옷깃만 스쳐도 인연이라는 말이 있다. 옷깃을 한 번 스치는 데도 15,000겁의 시간이 쌓여야 한다고 한다. 3년에 한 번씩 하늘에서 선녀가 큰 돌산에 내려와 한 번만 옷깃을 스치는데, 그렇게 해서 돌산이 다

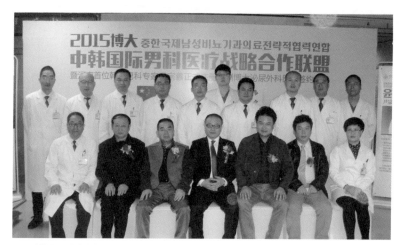

2015년 한중 국제 남성비뇨기과 학술대회

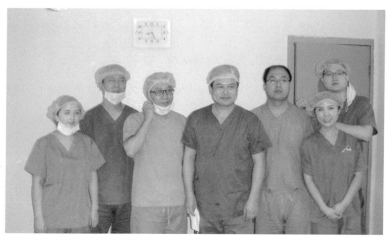

정저우 보다남성병원의 수술실 스태프

슈퍼맨비뇨기과 윤종선 원장의 중국 역사, 문화, 사람 이야기 | 정저우鄭州

닳아 없어지기까지 걸리는 시간이 바로 한 겁의 시간이다. 그러니 15,000겁이란 감히 헤아릴 수 없을 만큼 기나긴 시간이다.

그런데 옷깃을 스치는 것을 넘어, 머나먼 중국 땅에서 서로 한잔 기울이고 있다는 사실만으로도 대단한 인연이 시작되는 것 같은 느낌을 받았다. 그와의 첫 만남은 통역으로 시작되었지만 앞으로 어떻게 전개될지는 아무도 모르는 일이다. 그 어느 날 누군가가 또 이렇게 우리 운명의 문을 두드릴지 모른다. 그럴 때면 당연히 문을 활짝 열고 적극적으로 받아들여야 하지 않을까! 운명은 바꿔야 맛이니까.


이번 중국 출장은 평일에 급하게 이루어진 것이라, 강의 후 진료와 수술 스케줄 때문에 다음 날 한국으로 바로 돌아와야 했다. 그런데 소림사에 대한 추억이 가물가물해질 무렵 중국에서 다시 연락이 왔다. 그 당시는 한류열풍으로 한국식 성형수술이 중국 내에서 크게 유행할 때였다. 저번에는 외국 비뇨기과 의사와 저명한 중국 내 교수들을 초청하는 학회행사였는데, 이번에는 슈퍼맨만을 단독으로 초대해서 업무협약식과 함께 한국식 남성수술에 대해 강의를 듣고 수술방법을 배우고 싶다고 했다.

원래 가르치는 것에 애정이 강한 슈퍼맨은 두말할 것 없이 바로 일정을 잡고 다시 정저우로 향했다. 중국인의 손님 접대는 과도할 정도로 화려해서 받는 사람을 우쭐하게 하는 측면이 있다. 공항에 도착하면 꽃다발과 함께 수십 명의 환영인파가 반겨주며 꼭 기념촬영을 한다. 붐비는 공항의 인파 속에서 사진기자들이 연신 사진을 찍어대니 마치 연예인이 된 듯한 착각에 빠지게 된다.

정저우 보다남성병원에 도착하여, 매달 일정한 외래진료와 함께 병원 내 의료진에게 비뇨기과 교육과 남성수술에 대한 교육을 실시하는 것을 내용으로 성대한 업무협약식을 진행했다. 그런 다음 남성병원의 의료진을 상대로 한류 남성확대수술을 지도했다.

남성확대수술은 의료용 실리콘을 이용해 음경을 확대하는 것으로, 남성확대수술의 고전이자 과거에 국내 대부분의 병원에서 많이 수행했던 수술법이다. 현재 국내에서는 자연스러운 확대술을 원하는 경우가 많아서 거의 이루어지지 않지만, 이곳 중국에서는 무척 관심이 높았다. 쉽고 부작용이 적은 수술법이라 그런 듯하다.

음경 확대 의료용 실리콘 모양은 다양하다. 기본형으로는 구슬, 민자링, 해바라기링, T style 그리고 판 형태가 있고 특수형으로는 더블링, 수류탄, 전차바퀴 그리고 가오리 형태 등이 있다. 저렴하고 수술시간이 짧으며 영구적으로 사용할 수 있다는 장점이 있는 반면, 모양이 자연스럽지 못하고 이물감이 심해서 파트너가 거부감을 느끼는 경우가 많다.


세미나를 끝내고 기쁜 마음으로 만찬장으로 향했다. 그 이유는 식사하면서 모든 비즈니스를 하는 중국인의 특성상 좋은 술이 준비되어 있으리라 생각했기 때문이다. 중국에서는 한국처럼 2차나 3차를 가지 않는다. 2차를 가는 경우는 한국 손님을 배려하는 차원이 대부분이다. 이런 행사에는 지역 명주를 직접 준비해 오기 때문에 어떤 것이 나올까 기

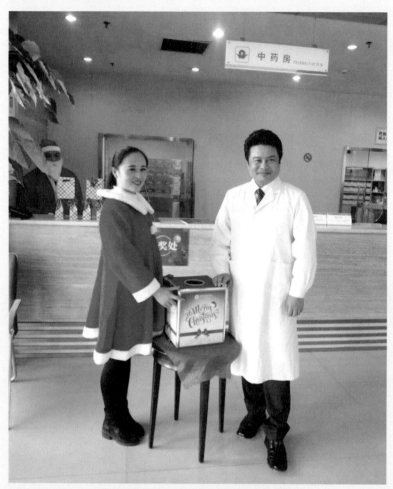

크리스마스를 맞이하여 보다남성병원 로비에서 행운권을 추첨하는 슈퍼맨

대되어 무척 설렜다.

식사자리에 모습을 드러낸 것은 바로 시지우醬酒였다. 시진핑習近平이 차기 후계자로 선택된 2007년부터 마오타이지우나 우량예 등 지명도가 높은 술보다 시지우라는 브랜드가 유행하고 있다. 시지우는 흔한 술 가운데 하나였으나 시 부주석의 부상과 더불어 중국인들로부터 관심을 모으게 되었다. 시진핑 부주석의 성 시習와 시지우醬酒의 시習가 같은 글자라는 이유에서다. 시지우라는 이름은 1952년 생산지인 구이저우성 시수이현에서 따온 것으로 증류식 양조주다. 구이저우마오타이 그룹의 자회사가 생산하는 이 술은 농향형과 장향형 바이주로 생산되는데, 오늘 나온 술은 장향형 바이주다.

술병을 신나게 돌린 다음 신중하게 한잔 머금어 본다. 일단은 향이 진하고 뒷맛이 굉장히 오래간다. 그리고 끝 맛이 묵직하다. 한국인은 좀 꺼릴 수도 있는 뒷맛이다. 하지만 중국인은 이 묵직한 뒷맛을 굉장히 즐긴다. 장향형 바이주에서 간장 및 된장 종류의 복합적인 향이 난다는 사실을 알고 마신다면 그 묵직한 뒷맛에 오히려 개운함을 느낄 수 있다. 그런데 대부분 우리나라 사람은 이것을 알지 못하고, 목 넘김이 무거우니 "내 취향이 아니야."라며 두 번 다시 마시려고 하지 않는다. 하지만 앞으로 기회가 된다면 한번 도전해 보라고 권하고 싶다. 장향형 바이주의 순수한 맛과 많이 마셔도 두통이나 갈증 등 숙취가 없다는 사실을 알게 될 것이다.

한편, 이 술의 재미는 건배 구호에서 찾을 수 있다. 상대방에게 술을 권할 때도 "간干 (원샷)!" 하고 외치면, "시파이習派!" 하고 외친다. 나도 당신도 이제 '시파(시진핑파)'라는 의미다. 1952년 시수이현에서 생산된 시지우는 지난 1998년 중국에서 가장 유명한 바이주 제조업체인 마오타이 그룹에 인수됐을 때만 해도 거의 알려지지 않은 술이었다. 그 술이 이제는 시진핑 체제 출범(2013년)에 발맞춰 선물용 술로 귀한 대접받고 있는데, 2011년 가을 당시 슈퍼맨 또한 이 술을 마주했으니 귀한 손님 대접을 받은 것이 분명하다.

　시지우를 마시면서 과숙체락瓜熟蔕落을 읊어본다. 배는 익어야 떨어지고 오이는 익어야 꼭지가 떨어지니, 살아가기가 힘들더라도 포기하지 않고 꾸준히 자기 일을 해나간다면, 여러 조건들이 성숙하면서 뜻한 바를 이룰 수 있을 것이다.


　한번은 정저우의 보다남성병원 초대로 크리스마스 때 방문하게 되었다. 산타클로스와 크리스마스트리로 장식된 병원 로비는 캐럴과 함께 성탄절 분위기로 한창 들떠 있었다. 그때 슈퍼맨에게 깜짝 놀랄 일이 발생했다. 진료를 끝낸 환자들이 꽝 없는 행운권을 뽑아서 상품을 받아 가는 것이었다. 현금과 콘돔, 러브젤 등등!

　이 모습은 중국인들의 상술과 의료시장에 대한 개방적인 관점에 대해서 다시 생각해 보는 계기가 되었다. 슈퍼맨도 의료에 대한 고정관념을 버리고 진찰실에서 서서 진료를 한다. 처음 방문하는 환자는 서 있는 슈퍼맨을 보고 놀라고, 앉을 의자가 없어 서서 진찰을 받아야 하는 것에 한 번 더 놀란다. 하지만 이런 환자들도 몇 번 방문한 뒤에는 서서

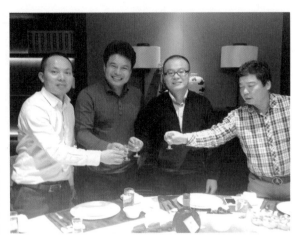

정저우
보다남성병원의
임원들과 만찬에서
시지우를 나누는
슈퍼맨

진료받는 것이 굉장히 편하다고 한다.

정저우는 슈퍼맨이 학창시절에 즐겁게 보았던 드라마 〈포청천〉의
배경이기도 하다. 어느 날 오후 진료를 끝내고 포청천에 가는데 강풍에
눈비로 인해 엄청나게 추웠다. 한국에서 떠나올 때는 따뜻했고 현지에
있는 전철남도 날씨가 좋다고 해서 별생각 없이 가볍게 입고 왔다가 감
기에 걸릴 뻔했다.

판관 포청천은 송나라 999년 안후이성 허페이에서 출생한 정치가로
서 본명은 포증이다. 감찰어사, 삼사호부판관, 추밀부사 등을 지냈으
며 명판관이자 청렴의 대명사이기도 하다. 관료생활을 하는 동안 공평
하고 사사로움 없는 정치를 펼친 것으로 유명하다. 그는 지방 관리로

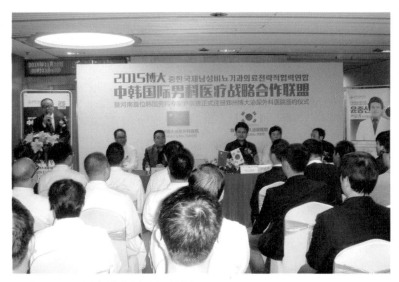
슈퍼맨과 정저우 보다남성병원의 전략적 업무협약식

있으면서 부당한 세금을 없애고 백성들의 억울한 사건을 명명백백하게 해결해 주었다. 판관으로 있을 때는 부패한 정치가와 세도가를 엄중히 처벌하였다. 고령의 부모를 모시기 위해 벼슬을 사임하기도 하였으며, 높은 벼슬에 오른 뒤에도 소박하고 검소한 생활을 하여 청백리로 칭송받았다.

45세의 중국인에게 "나이가 어떻게 되세요?" 하고 물으면 다음과 같이 대답한다. "작년에 44세였습니다." 또는 "내년에 46세입니다."라고 말한다. 이렇게 말하는 이유는 포청천이 45세에 사건해결을 위해 가짜로 죽었기 때문이다. 즉, 45세에 나쁜 일을 당할지 모른다는 믿음 때문에 45세라고 말하는 것을 싫어한다.

학창시절 포청천을 보면서 탐관오리를 척결하는 의로운 사람이 되고자 했던 바람을 떠올리며, 지금은 의료인으로서 한 점 부끄럼 없는 진료와 깔끔한 수술을 하기 위해 끝없이 연구해야겠다는 다짐을 해 본다.

시지우의 일구월심日久月深한 맛을 밤새 느끼면서 멀지만 가까운 정저우의 하루가 저물어간다.

## 불길한 숫자 73과 84

중국에는 "73세, 84세에는 염라대왕이 부르지 않아도 저절로 간다."라는 속담이 있다. 73과 84는 노인들이 넘기 힘든 문턱이라는 뜻이다. 이것은 공자와 맹자가 각각 73세와 84세에 세상을 뜬 데서 유래했다. 그래서 노인들은 이 문턱을 넘기 위해 73세와 84세가 되면 나이를 말할 때 한 살을 더해서 말한다.

### 제2장

# 탄광 산업의 메카, 청나라 황족의 능원이 즐비한 탕산

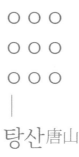

# 탕산唐山

꽃샘추위가 한창인 4월 베이징으로 가는 비행기에 올라탔다. 탕산唐山이라는 곳을 가기 위함이다. 이곳은 유명한 관광지도 아니고 한국 사람도 별로 살지 않는 조금은 낯선 도시다.

인구가 800만 명 정도인 탕산은 중국 허베이성에 위치한 지급시다. 중국 4대 직할시인 텐진에서는 100km, 수도인 베이징에서는 150km 떨어져 있으며 환발해경제권環渤海經濟圈을 형성하는 중요한 산업도시이기도 하다. 은주 시대 때는 북방의 제후국 고죽국孤竹國의 수도였으며, 주 문왕에 의해 순직한 백이와 숙제의 일화로 유명한 곳이다. 수와 당나라 때는 고구려 원정을 위한 전초기지나 원정기지 역할을 했다. 명나라 시대에는 철광석 정련, 석탄 채굴 그리고 도자기 생산의 중심지로서 오늘날의 기초를 쌓아 올렸다. 현재 중국 최초의 근대적 탄광이자 전국 최대 석탄기업인 카이롼 탄광이 이곳에 자리 잡고, 탕산의 제철업이나 발전소 외 각지에 석탄을 공급하고 있다. 또, 보하이 해저에서 육지까지 석유와 천연가스가 풍부하게 매장되어 있어 해저유전 등의 생산도 시작되고 있다.

텐진에서 한 시간 떨어져 있는데 비행기 시간이 맞지 않아 어쩔 수 없이 베이징으로 가는 비행기에 올라야 했다. 공항에 도착해서 직원을 만난 뒤 승용차로 이동했다. 베이징은 서울보다 훨씬 교통 정체가 심하다. 급속한 경제 발전과 함께 차량이 급증했기 때문이다. 평상시엔 두 시간이면 도착한다는데 퇴근 시간이 겹쳐서 많이 늦어질 것 같다고 마중 나온 이가 알려 주었다.

결국 밤 11시 30분경에 도착했다. 집 떠나면 왜 이리 배가 고픈지 바로 야식집으로 이동했다. 만두와 면 종류를 전문으로 하는 식당이었다. 골고루 여덟 가지 정도 시켜 놓고 기다리는 동안 바구니에서 통마늘을 한 움큼 가져와 미리 까면서 시간을 보냈다. 이곳 사람들은 북방계라 몸집도 크고, 성격도 굉장히 호탕하다. 양고기를 좋아하며, 마늘과 파를 만두와 같이 먹는 것을 즐긴다. 슈퍼맨과는 식성이 딱 맞는 곳이다.


이번에 찾은 병원은 탕산 생식기병원이다. 7층짜리 빌딩 3개를 이어서 'ㄷ'자 모양으로 사용하고 있으며, 비뇨기과 전문의가 15명에 직원이 600명 정도 된다. 병원 바로 옆에는 직영하는 호텔까지 있다. 국내에서는 약 330m²(100평)짜리 비뇨기과도 엄청나게 크다고 보는데 중국의 비뇨기과는 보통 약 19,800m²(6,000평) 정도에 홍보 및 상담 직원만 해도 200명 정도다. 규모가 어찌나 큰지 직접 눈으로 보면서도 믿기지

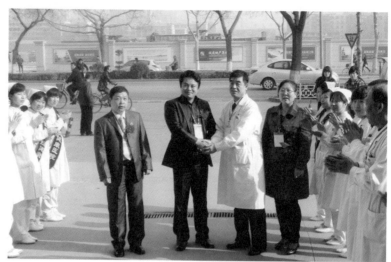
탕산 생식기병원의 슈퍼맨 환영식

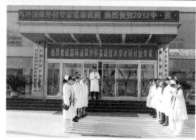

않을 정도다.

　병원에서 직접 운영하는 호텔에서 하룻밤 자고 행사를 위해 호텔 문을 나서니 직원들이 나와서 도로까지 환영을 준비하고 있었다. 4월이지만 이곳은 북방이라 꽤 추운 날씨임에도 불구하고 손을 비비며 가며 슈퍼맨을 기다리는 모습에 감동하면서 다가갔다.

　강의실은 이 지역 의사들로 꽉 차 있었다. 오늘은 남성확대수술의 종류에 따른 장단점에 대한 강의를 진행했다. 아직 중국에서는 남성확대수술을 거의 하지 않기 때문에 처음 보는 수술법이라 그런지 호기심 어

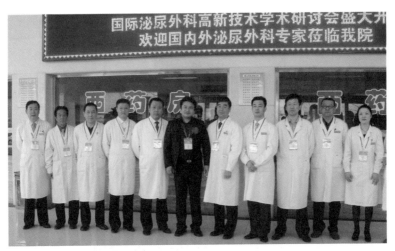
탕산 생식기병원의 비뇨기과 의료진

린 질문들이 많았다. 과연 그런 수술이 가능한가? 시간은 얼마나 걸리나? 합병증은 없나? 등등.

남성확대수술의 종류와 장단점은 다음과 같다.

## 1. 진피 지방 이식

환자의 엉덩이 또는 하복부에서 진피 지방을 채취해서 음경에 이식하는 수술법이다. 수술 시간이 길고 출혈 및 혈액 순환 장애로 인해 혈종, 음경 괴사 등 합병증 발생 빈도가 높으며 수술 후 회복 시간이 길다는 단점이 있다.

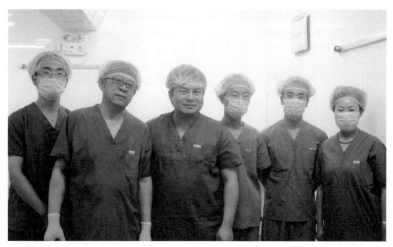
탕산 생식기병원의 수술실 스태프

## 2. 자가 지방 이식

환자의 하복부나 허벅지에서 지방을 채취해서 원심 분리하는 과정을 거친다. 확대 재료가 자가 지방이라서 추가로 비용이 들지 않다는 장점이 있다. 단점은 생착률이 50% 정도에 단단하지 않고 물렁물렁하다는 것이다.

## 3. 인조 진피 이식

돼지의 콜라겐 조직이나 소의 심장 조직을 재료로 사용한다. 인체에서 확대 재료를 채취하지 않기 때문에 몸에 흉터가 남지 않고 시간이 단축되는 장점이 있다. 인조 진피의 두께와 길이가 정해져 있어서 확대의 효과가 제한적이고, 귀두와 진피 사이의 빈 공간으로 인해 턱짐 현상이 나타나는 단점이 있다.

## 4. 진피 파우더 이식

　인체의 진피를 가공한 제품으로 화상 환자의 피부 이식과 유방 확대 그리고 남성 확대에 이용한다. 수술 시간과 회복 시간이 짧아서 바쁜 현대인에게 가장 적합한 수술법이다. 수술 후 모양을 태어날 때부터 컸던 것처럼 자연스럽게 만들 수 있다는 것이 최대 장점이다. 원하는 크기까지 2~3배 확대가 가능하다. 수술 후 바로 일상생활이 가능하고, 5일째부터 샤워가 가능하며, 2주째부터 성관계가 가능해 여러모로 장점이 많은 수술 방법이다.

　강의 후 탕산 생식기병원에서 한중우호병원 협력식과 방송국 인터뷰 그리고 기념 촬영을 마쳤다. 이어서 다 같이 시민의 놀이터인 탕런지에로 이동했다. 탕런지에는 탕진 운하의 양옆으로 각 지역의 전통음

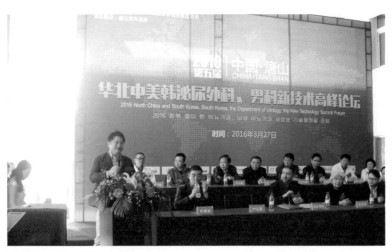

2010년 한중미 비뇨기과 학술대회에서 축사 중

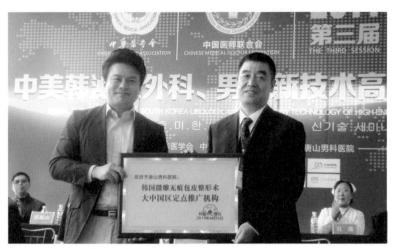
슈퍼맨과 탕산 생식기병원의 업무협약식

식점, 쇼핑, 레저 시설 그리고 테마파크가 어우러진 대규모 생태 관광 지역이다. 운하를 따라 관광선을 타고 지나가다 보면 주변에 어우러진 중국식 건물들과 아치형 다리 그리고 네온사인이 보는 이로 하여금 중국의 호탕함과 함께 설렘을 느끼게 한다. 특히, 댐의 옆면을 보면 지진이 나서 지층 단면이 뒤틀린 모습을 실제로 확인할 수 있다.

이곳에서 함께 식사하면서 의료진들은 한국에서는 얼마나 많은 사람들이 남성확대수술을 하는지, 이 수술을 하려는 이유가 무엇인지를 궁금해했다.

다음으로 간 곳은 대지진 기념관이었다. 1976년 7월 28일 이곳 탕산에서는 중국 역사상 가장 끔찍한 대지진이 23초간 일어났다. 공식 기록에 의하면 사망자가 24만 2,000여 명에 중상자가 16만 4,000여 명이었

# 남성이 확대 수술을 하는 이유

## 1. 크기

음경 왜소증이란 음경이 정상보다 작은 것을 말한다. 우리나라 남자들의 평균 음경 길이는 7.5cm, 음경 둘레는 8.0cm다. 발기했을 때 음경 길이는 11.0cm, 음경 둘레는 11.2cm다. 성인의 경우 정상 음경 길이보다 2cm 작은 경우를 음경 왜소증이라고 하는데, 이완 시 음경 길이가 5.0cm 이하이거나 발기 시 음경 길이가 9.0cm 이하일 때는 비정상적으로 작다고 한다.

음경 왜소증의 발생 빈도는 1,000명당 한 명꼴로 매우 낮다. 그런데도 비뇨기과 외래에서 진료하다 보면 평균 크기보다는 작지만 정상 범주에 드는 남자들이 주관적으로 작다고 느끼는 경우가 많다.

## 2. 부끄러움

'Locker Room Phobia'는 사우나 공포증을 가리킨다. 사우나는 명예와 지위와 부가 통하지 않는 곳이다. 감투를 쓰거나 돈을 머리에 이고 탕 속에 앉아 있는 게 아니기 때문이다. 그야말로 맨몸으로 가운데 다리와 두 개의 볼만 달랑 달고 있기에 거시기(?) 하나만으로 평가하는 곳이 사우나다. 실제로 음경 왜소증이 있는 경우는 드물다. 하지만 정상인데도 불구하고 사우나에 가면 대부분의 남성이 창피하다고 느끼는데, 그 이유는 음경 크기 자체를 그 사람의 능력으로 치부하고 평가하는 경향이 있기 때문이다.

## 3. 성 만족도

음경 크기가 정상 범주에는 들지만 평균보다 작은 남성들은 성관계 시 성만족도가 떨어지는 것을 경험하게 된다. 성관계에는 두 가지 관점으로 접근할 수 있다.

첫째는 '귓속이 가려운데 얇고 가느다란 귀이개로 귓속 벽에 닿지 않고, 자극 없이 가려운 데만 비벼 대고 나오면 굉장히 시원할 것이다'라는 관점이다.

둘째는 '삼겹살집에 가서 상추쌈에 삼겹살과 고추, 마늘, 양파, 대파 등 각종 양념들을 버무려서 한입 가득 입이 터질 정도로 먹는 것이 더 맛있다'라는 관점이다.

과연 여성 대다수가 '첫째와 둘째 중 어떤 관계를 더 좋아할까'는 사나이의 몫으로 남겨 두고 싶다. 개인적으로는 성관계를 '삼겹살을 한입 가득 먹는 관계'라고 생각한다.

## 4. 자신감

성기가 작으면 심리적인 자신감이 떨어져서 사회생활을 하면서 대인관계에도 어려움을 느낀다. 성기가 작은 상사는 부하 직원이 알게 모르게 지시를 잘 따르지 않거나 자신을 무시한다고 느끼는 경향이 있다.

슈퍼맨은 이렇게 생각한다. 남성 확대는 자기 자신의 만족감이며, 타인에 대한 자신감의 표현이다. 의학은 우리 인간을 위해 존재하며 문제인 동시에 해결책이다.

다고 한다.

2010년 우리나라에서 개봉된 〈대지진〉이라는 영화가 있는데 바로 이 지진을 소재로 했다. 소박한 일상이지만 행복한 하루하루를 보내던 일곱 살 쌍둥이 '팡펑'과 '팡다'의 가족. 어느 날 갑자기 대지진이 일어나며 그들에게 예고 없이 재난이 찾아든다. 지옥 같은 대지진 후 폐허가 된 도시에서 수많은 사람들의 생사가 엇갈리는 아비규환의 현장에서 쌍둥이 남매는 살아남지만, 무너진 건물의 잔해 속에 묻히게 된다. 구조대와 함께 아이들을 구하려 애쓰던 엄마는 쌍둥이 중 한 명만 구해야 하는 운명의 선택 앞에 놓이게 된다. 아들을 살리기 위해 콘크리트를 치우면 딸이 죽고, 딸을 살리기 위해 콘크리트를 치우면 아들이 죽게 되는 상황. 일촉즉발의 위기 속에서 가혹한 선택을 해야 하는 엄마는 결국 "아들을 살려 주세요!"라고 외친다.

며칠 후 다른 구조대에 의해 발견된 딸 '팡펑'은 사망자 보관소에 버려지지만, 죽은 아버지 곁에서 기적적으로 살아난다. 그 뒤를 이어 한 순간에 운명이 바뀌어 남겨진 한 소녀의 이야기가 시작된다. 눈물 없이는 볼 수 없는 이 영화의 결론은 직접 보고 확인하기를 권한다.

한중미 국제학회 참석차 두 번째로 방문했을 때의 탕산 생식기병원 전경이다.

중국의 크고 작은 행사에 자주 등장하는 붉은색을 이곳에서도 변함없이 볼 수 있다. 중국인들이 가장 좋아하는 색깔은 무엇일까? 바로 붉은색이다. 붉은색은 음양오행 중의 화火를 상징하며, 방위상 남쪽을 가리킨다. 주나라 문왕 때는 붉은색을 나라의 상징으로 삼았고, 한나라 때 붉은색은 권력과 부귀를 상징하는 색이었다.

　또한, 붉은색은 귀신을 쫓는 색이다. 귀신이 활동하는 공간인 음지는 밤을 배경으로 하는데, 이 음지를 없애는 것이 태양이고 귀신은 동틀 무렵이면 도망가기 때문이다. 태양의 상징색인 붉은색을 가짐으로써 액운이 달라붙지 못하게 한 것임을 알 수 있다.

요즘 중국에서는 인기 있는 배우들을 紅星(인기연예인), 중요한 자리로 승진하면 紅人(인기있는 사람)으로 부른다. 한글로 읽는말 넣어 주세요. 개업식, 개장식, 개막식 때 축하하는 뜻에서 폭죽들을 터뜨리는데 이 폭죽의 색깔 또한 붉은색이다. 반면에 중국 사람들은 흰색과 검은색은 부정적인 의미로 받아들인다.

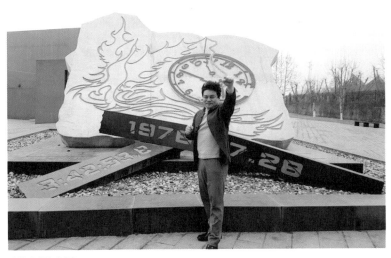

탕산 대지진 기념관

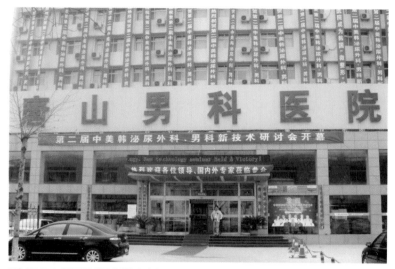

붉은색으로 도배한 탕산 생식기병원의 전경

이곳 탕산은 초청할 때마다 내가 만사를 제쳐 두고 항상 가는 곳이다. 탕산 생식기병원 천 사장과 술을 마시면 항상 대취하는 곳이라 그 즐거움이 남다르기 때문이다. 오늘의 술은 옥전노주玉田老酒인데, 이곳 탕산시 옥전현玉田县에서 생산하는 겸향형兼香型 백주였다. 명나라 때 전씨 성의 선조는 북평(지금의 베이징)에서 술 만드는 일을 했는데, 주강朱棣이 황제로 책봉되면서 이 술을 궁궐 술로 정했다. 명나라가 망하고 난 후 이곳 옥전현으로 근거지를 옮겼으며, 가경 23년(1818년) 10월 동북을 순회하던 가경 황제嘉庆帝가 옥전현에 머물면서 이 술을 맛보게 되었다.

"이 술은 맛이 부드럽고 향기가 가득하고 오래 가는구나! 이번 쉬여덟 생일 대잔치에서는 연회석의 술을 모두 옥전노주로 해라!"

황제의 엄중한 어명으로 인해 술을 빚는 비법이 지금까지 전해 내려온 덕분에, 이 술은 지금도 풍년표 옥전노주라는 상호로 많은 중국인에게 사랑 받고 있다. 슈퍼맨은 이 술을 한잔 받으면 조금씩 맛보면서 목으로 넘겨 본다. 간장과 된장 향의 쓴맛은 수그러들고, 농향형에서 나타나는 풍성한 단맛은 적어서 좋다. 그래서인지 이 백주는 식도를 태우는 강렬함과 혀에 달라붙는 쓴맛이 부드럽게 가라앉으면서 기분을 들뜨게 하는 묘한 마력이 있다. 자리에 따라, 사람에 따라, 안주에 따라 맛이 조금씩 변해 가고 다른 향들이 조금씩 묻어 나오는 재미에 슈퍼맨도 모르게 자꾸만 잔에 손이 간다. 오늘도 대취하려나 보다.

최근 학회 참석차 탕산에 다시 방문했다. 하루 동안 짬이 나서 청동

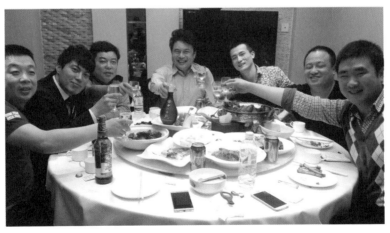

탕산 생식기 병원의 임원진과 즐긴 만찬

릉淸東陵에 가게 되었다. 청동릉은 탕산에 있는 청나라 황족의 능원이다. 오늘 베이징에서 양회가 있어서 그런지 톨게이트에서 검문검색을 하느라 교통 정체가 엄청나게 심했다. 되돌아가고 싶은 마음도 있었지만 청 건륭을 보고 싶은 마음을 누르기는 역부족이었다. 그 이유는 슈퍼맨이 제일 좋아하는 중국 황제가 한 무제와 청 건륭이기 때문이다.

입구에 도착하니 사람들이 얼마나 많은지 관람객을 실어 나르는 버스가 백여 대나 줄지어 대기하고 있었다. 그 규모도 어마어마해 걸어서는 하루 동안 다 돌아볼 수가 없었다. 역시 중국은 어디든 상상하는 그 이상이다.

이곳에는 15기의 왕릉에 황제 15명, 황후 15명, 비빈 136명, 공주 2명, 왕자 3명이 묻혀 있다. 건륭은 청 왕조의 6번째 황제로 25세에 등극해 60년 동안 재위하며 가장 긴 천수와 권력을 쥐었던 황제다. 재위 중 벌인 기행으로 유명하며, 민정 사찰이라는 명목으로 강남 순시를 6차례 하면서 술에 대한 일화도 많이 남겼다.

하루는 건륭제가 강남 순시를 갔다가 배가 고파 주막에 들렀다. 국밥에 술을 주문해 마시는데 신하들이 무릎을 꿇고 두 손을 받쳐 들기에, 그렇게 하면 누가 봐도 황제인 줄 알게 되니 다음과 같이 하라고 지시했다. 집게손가락과 가운뎃손가락을 구부려 탁자에 두 번 두드리는 것으로 황제에 대한 예를 대신하라고 한 것이다. 이는 신하가 황제에게 절하는 모습을 대체한 것이었다. 그 후로 지금까지도 거리가 떨어져 있을 경우에는 잔을 서로 맞부딪히지 않고 멀리서 탁자를 손가락으로 두 번

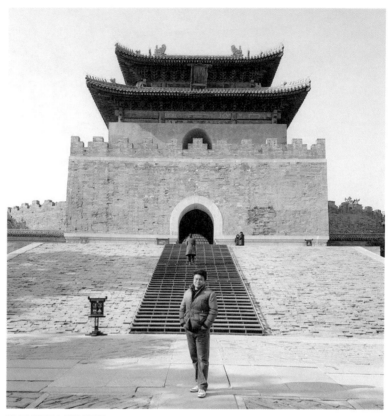

청나라 황족의 능원인 청동릉

두드려서 그 예를 대신한다.

청나라 건륭제의 무덤은 문화대혁명 때 도굴된 슬픈 역사를 지녔다.
또, 그가 쓰던 옥새가 2011년 프랑스 툴루즈에서 열린 경매에서 195억
에 한 중국인에게 낙찰되어 옥새 최고가를 경신했다고 한다. 중국 역대
황제 중 가장 많은 드라마와 영화로 만들어진 황제이기도 하다. 청의
건륭 황제가 군대를 사열하는 모습을 그린 두루마리 그림 1점이 348억

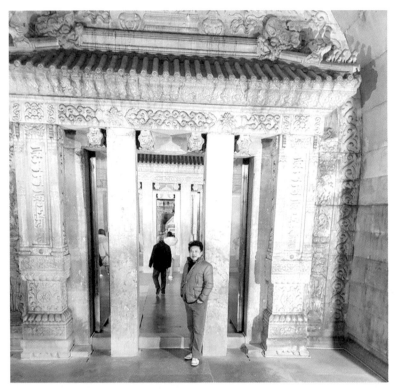
청나라 건륭의 능원 입구

에 한 중국인에게 낙찰된 일도 있다. 이 그림은 24m 길이의 화폭 안에 병사 9,000명을 그린 걸작이다.

그 옆에는 건륭제가 사랑한 향비香妃의 묘가 있었다. 향비는 건륭제의 사랑을 가장 많이 받은 여인으로 위구르족이었다. 그는 향비를 보자마자 첫눈에 반해 비로 책봉했다고 한다. 이름과 같이 몸에서 향기가 흘러나왔으며 그 향기에 건륭제 또한 빠져나오지 못하고 늪처럼 푹 빠졌다고 한다. 슈퍼맨은 황제의 사랑을 독차지한 그녀야말로 그 시절 가장 행복한 여인이었을 것이라고 느꼈다. 이날 방문한 청동릉은 평생 잊지 못할 추억으로 남아 있다.

이 병원의 천 사장과는 6년간 교류하며 형제처럼 지내는 사이다. 천 사장은 해산물이 풍부한 푸젠성 출신이라 나하고는 입맛도 딱 맞다. 그래서 이곳을 방문하면 사장의 고향 친구가 하는 식당에서 꼭 술을 한잔씩 하곤 한다. 한번은 그 친구 식당이 인테리어 공사를 하느라 영업을 하지 않자 그 친구의 아내가 집으로 우리를 초대해서 푸젠성 음식을 대접하기도 했다.

중국인이 이렇게 집으로 초대하는 것은 친밀감의 표현이며 손님으로서 잘 대접 받고 있다고 믿어도 된다. 그래서 슈퍼맨도 선물을 들고 가게 되었는데 중국에서는 선물해서는 안 되는 물건이 몇 가지 있다.

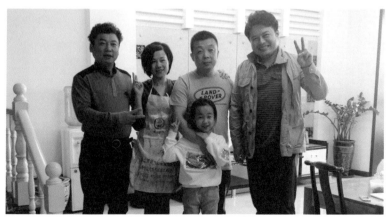

탕산 생식기병원의 천 사장 집에서 가족과 함께

# 중국에서 선물하면 안 되는 것

### 1. 배

먹는 배의 '梨'와 헤어짐을 뜻하는 '離'의 중국식 발음이 같아서, 배를 선물하면 이별을 떠올리므로 선물하지 않는다.

### 2. 신발

중국어로 신발은 사악하다는 뜻의 한자(漢字)와 발음이 같다. 그래서 신발을 선물하면 사악한 기운을 보낸다는 의미가 되므로 선물하지 않는다.

### 3. 시계

국내에서는 개업식이나 집들이 때 시계를 선물한다. 하지만 중국에서는 시계를 선물하면 큰 실례가 된다. 벽걸이 시계를 '鐘'이라고 하는데 끝난다는 뜻의 '終'과 발음이 같기 때문이다. 이와 더불어 관계를 끝내자는 의미도 있다. 시작하는 개업일에 끝난다는 뜻을 지닌 시계를 선물하면 어떻게 되겠는가? 하지만 손목시계는 중국어로 '手錶'라고 해 '鐘'과 발음이 달라서 선물해도 괜찮다.

### 4. 양초

중국에서 양초는 죽은 자를 위한 물건에 지나지 않기 때문에 선물하지 않는다.

### 5. 우산

우산은 중국어로 '雨傘'의 '傘'과 흩어진다는 뜻을 지닌 '散'의 발음이 같기 때문에 선물하지 않는다.

### 6. 거북이

거북이의 중국어 발음이 욕하는 것과 같아서 선물하지 않는다.


이와 반대로 사과는 문장이 꼬였는데 저자분이 풀어 주셔야 할 것 같습니다. 발음이 같아서 선물해도 괜찮다. 특히, 병문안을 갈 때 좋은 선물이 된다.

중국인은 모든 것이 순조로움을 나타내는 짝수를 좋아한다. 그래서 결혼식과 생일날의 선물은 꼭 짝수로 한다. 경사스러운 일이 한 번으로 끝나지 않고 계속해서 이어지기를 바라기 때문이다. 반대로 장례식처럼은 슬픈 일에는 부조금도 홀수로 한다. 불행한 일은 한 번으로 끝나라는 뜻에서다. 짝수 중에서도 짝수의 시작인 '二'를 가장 좋아한다. 이렇듯 중국인은 모든 것이 짝을 이루고 대칭인 것을 선호하며 사물들이 쌍을 이루는 것을 좋아한다. 선물을 하거나 음식을 주문할 때도 모두 짝수로 하여 좋은 일이 이어지기를 바란다.

슈퍼맨은 중국을 방문할 때 남자에게는 인삼으로 만든 정관장을, 여성에게는 한국산 화장품을 선물한다. 누구나 좋아하는 선물이다. 참고로 중국에서는 선물을 받고 우리와 달리 보는 앞에서 바로 풀어서 보면 안 된다. 실례가 되는 행동이다.


맛이 담백한 푸젠성 음식의 대표는 해산물 요리다. 푸젠이 바닷가 지역이기 때문이다. 슈퍼맨을 집으로 초대한 날, 천 사장 아내는 요리를 엄청나게 준비했다. 냄새만 맡아도 그녀의 요리 솜씨가 느껴졌다. 오늘은 불도장佛跳墻이 메인 요리였다. 이것은 수십 종류의 해산물을 절강성의 명주인 소흥주 항아리에 장시간 푹 고아서 만든 요리다. 1877년 복주에 취춘원이라는 식당이 있었는데, 이 식당의 주방장인 정춘발이 문인들을 위해 이 요리를 만들어서 상에 올렸다고 한다. 항아리를 여니 그윽한 향기가 온 방에 가득했다. 이 요리의 이름이 무엇이냐고 물었더니 아직 이름이 없다고 했다. 이에 한 문인이 다음과 같이 시를 지었는데, 이 구절이 그대료 이 요리의 이름이 되었다.

항아리 뚜껑을 여니 향기가 온 주위에 가득하다
스님佛이 그 냄새를 맡고 좌선하다 말고 담을 넘어 달려왔다跳墻

중국에는 "손님을 봐 가면서 요리를 준비한다看客下菜."라는 말이 있다. 상대방이 자신의 집으로 초대해서 융숭한 식사를 대접했다면, 그와는 우의가 아주 두터운 관계가 되었다고 보면 된다. 그러나 북방 지역에서는 어떠한 손님이든 매우 따뜻한 마음으로 대한다. 이는 슈퍼맨이 오랜 시간 중국을 방문하면서 느낀 점이다.

초대를 받아 집으로 방문해서 식사하는 경우에는 맛있다고 음식을 완전히 비우면 안 된다. 식당에서는 다시 주문하면 되지만 집에서는 여분의 음식이 없을 수도 있기 때문이다. 주인 입장에서는 "음식을 적게 준비했구나." 하고 자책하기 때문에 큰 실례가 될 수 있으므로, 아무리 맛있어도 한두 점은 남겨 놓는 여유를 가져라. 손님이 일어나서 요리를 집는 것도 실례다. 주인이 첫 음식을 나눠 줄 때까지 기다려야 한다.

중국 속담 중에 '객불번어客不飜漁'라는 말이 있다. 손님은 생선 요리를 먹을 때 생선을 뒤집지 않는다는 뜻이고, 바닷가 지역에서는 배를 뒤집는다는 뜻이다. 사업하는 사람에게는 계약의 실패를 뜻한다. 과거에는 부잣집에서 주인이 고기를 다 먹으면 종들이 먹을 것이 없어 굶는다고 해서 생선을 절반은 남겨 놓았다고 한다. 중국에서는 개나 돼지 같은 동물이나 고개를 숙여 밥을 먹는다고 여기기에 고개를 숙여 밥을 먹지 않는다. 필요하면 그릇을 받쳐 들고 먹는다.

주인이 술에 취하면 실례가 된다. 하지만 손님이 취하는 것은 실례가 되지 않는다. 북방 지역에서는 손님이 취하면 주인이 더 기뻐한다. 이는 주인이 손님을 잘 대접했다는 뜻이기 때문이다. 불도장과 함께 올라온 오늘의 술은 만주 술로 80도짜리 독주였다. 한잔 입안에 머금으니 '욱' 하는 소리와 함께 코를 타고 넘어갔다. 목구멍으로 넘기면서 마치 불타오르는 듯한 식도의 위치를 새삼 느껴 보았다.

그 외에도 푸젠성의 전통음식인 서시혀西施舌가 나왔다. 이것은 조개류인 사합으로 만든 것으로 조갯살이 사람의 혀 모양이라고 해서 중국의 4대 미인 서시의 이름이 그대로 요리 이름이 되었다. 당 현종이 극찬한 요리이기도 하다. 오나라 왕 부차를 죽게 한 경국지색의 서시는 그 후로 불우한 생을 살았다는 설이 있다. 오나라를 정복한 월나라 구천의 왕비가 서시의 미모를 시기해 죽였는데, 서시의 몸에 돌을 달아 바닷물에 수장했다고 한다. 그 후로 그곳에서는 사람의 혀를 닮은 조개가 잡혔는데, 이것을 서시의 한이 서려 있다고 해서 '서시의 혀'라고 불렀다고 한다.

음식 맛은 부드러우면서 시원했다. 이번에 처음 동반한 아카데미 한국 지사장인 최병훈, 통역사 전철남과 함께 엄청난 양의 술을 마시고 나서 대취했다. 중국에는 해장국이 따로 없기 때문에 슈퍼맨은 주로 호텔 조식 시 쌀죽에 자차이를 섞어서 먹는 편이다. 오늘 다양한 푸젠성 음식을 먹고 보니 앞으로 중국에서 해장하려면 불도장, 서시의 혀 그리고 생선 육수로 만든 청탕면淸湯面이 최고일 듯싶다.

### 제3장

# 35개의 소수민족 문화가
# 공존하는 다롄

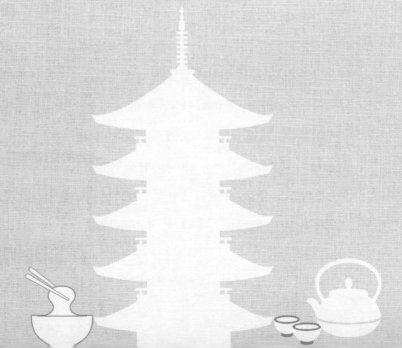

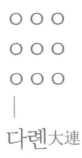

# 다롄大連

　오늘은 다롄大連으로 가는 비행기에 올라탔다. 즐거운 여행이 될 것 같은 예감이 팍팍 들었다. 광주기독병원 비뇨기과 과장인 노준화 교수 그리고 본원의 고문인 홍대성 이사와 동행했기 때문이다.

　다롄은 중국 랴오닝성 랴오둥반도 남단에 위치한 아름다운 해변 도시다. 35개의 소수민족이 거주하는 곳으로 다양한 민족 문화가 공존한다. 청나라 때는 칭니와靑泥窪라고 불렸으며, 청일 전쟁 후 러시아가 다롄의 해안가를 조차租借. 영토를 일정 기간 빌려서 사용함해 작은 어촌이었던 이곳에 항만을 건설했다. 러일 전쟁 후에는 일본이 50여 년 동안 조차해 자유항으로 사용했고, 남만주철도 본사를 이곳에 두어 만주 경략의 거점으로 삼았다. 제2차 세계대전 후 중국에 반환되었다. 1950년 서쪽의 뤼순旅順과 합병해 뤼다旅大라고 불렸다가 1981년에 지금의 다롄이 되었다.

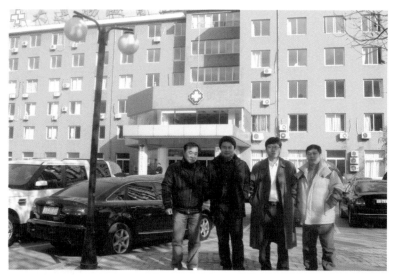
다롄 발해남성병원의 전경

둥베이東北지구의 중요한 공업 지대와 항구도시 및 중국 외무해항外
貿海港과 어업 기지로 알려져 있다. 조선·기계·화공·제유·방직·복
장가공 등의 공업이 활발하다. 선다철도瀋大鐵道, 선양부터 다롄까지 이어진
철도의 종점이며, 홍콩 등에 운항하는 국내선이 있다. 문화 유적으로는
해양 박물관, 라오후탄老虎灘, 방추이도捧槌島 등이 있다.

"이번에 방문하는 병원은 어떤 곳일까?" 하는 설렘 속에 해안 도로를
달리며 펼쳐지는 바닷가를 보다 보니 한 시간이 훌쩍 지나갔다. 해안가
를 따라 엄청난 규모의 양식장이 있었는데 전복을 키우는 곳이라고 한
다. 나중에 식당에서 맛본 전복이 이곳에서 나온 것이라고 했는데, 우
리가 평상시 먹는 전복의 3배 크기로 굉장히 컸다. 저 멀리 다롄 발해남

성의원이라는 간판이 보였다. 병원은 기다란 6층 건물로 이루어져 있었다.

병원 내부는 꽤 많은 환자들로 붐비고 있었으며, 현관에서 병원 관계자 50여 명이 환영 준비를 하고 있었다. 마침 정관 수술을 준비 중이라고 하기에 슈퍼맨이 개발한 레이저를 이용한 무도정관 수술법을 지도해 줬다. 이 수술법은 출혈과 통증이 없고, 슈퍼맨이 개발한 블랙타이니들을 이용하기 때문에 가장 큰 골칫거리 중 하나인 재개통률을 현저히 낮춰 준다.

세계 최대 인구를 자랑하는 중국은 공식적으로 2005년 1월 6일 00시 02분 베이징에서 한 남자아이가 태어나면서 총 인구수 13억 명을 돌파했다. 중국은 법으로 '1가구 1자녀', 만혼·만육·소생·우생 정책을

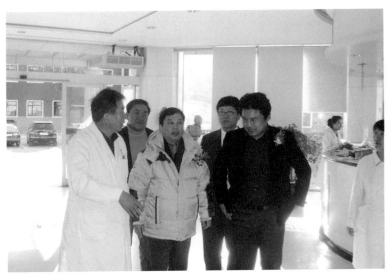

다롄 발해남성병원의 내부

실시하고 있다. 하지만 남아 선호 사상으로 인해 아들을 낳을 때까지 태어난 여아들과 법에 허용된 자녀 수를 벗어나 낳은 아이들을 호적에 올리지 않는 경우가 흔하다. 이런 아이들을 '헤이 하이쯔黑孩子'라고 하며, 이들은 현재 사회적으로 큰 문제를 일으키고 있다. 그래서 중국의 정확한 인구는 아무도 모른다고들 한다.

한 자녀 갖기 정책은 한족에게는 엄격하게 적용되며 소수민족에게는 인구수에 따라 융통성 있게 적용된다. 그래서 정관절제술은 수술 건수도 많고 발달되어 있지만 정관복원술은 거의 이루어지지 않고 있다. 정관복원술을 받으러 한국으로 오는 중국인은 대부분 소수민족들이다.

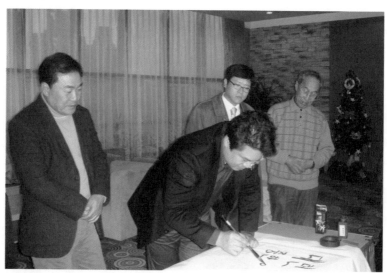

**쇠몽둥이를 갈아 바늘을 만든다** 磨鐵杵而成針

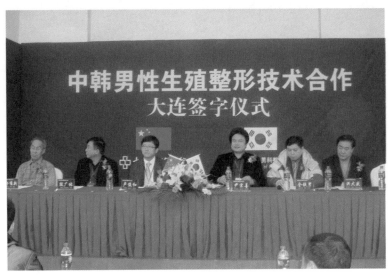

한중 남성 생식기 성형기술 업무협력식

정관절제술은 고환에서 생성된 정자들이 정관을 통해 이동해 임신에 관여하는 것을 막기 위해 정관을 절제하는 불임 수술을 말한다. 세계적으로 가장 많이 사용되는 남성 피임 수술법이다.

이 수술의 목적은 피임이 가장 많지만, 그 외에도 좋지 못한 유전적 소인을 방지하거나 전립선 수술 후 부고환염을 예방할 때, 임신으로 인해 산모의 건강이 위태로울 때 그리고 임신의 불안감으로 성생활이 만족스럽지 못할 때도 많이 한다.

수술 방법은 절개 방법에 따라 단일절개법, 양측절개법, 치골절개법 그리고 음낭후측면절개법으로 분류하고, 사용하는 기구에 따라 전기소작법, 무도정관수술, 복강경, 레이저수술 등이 있다. 수술 방식은 환

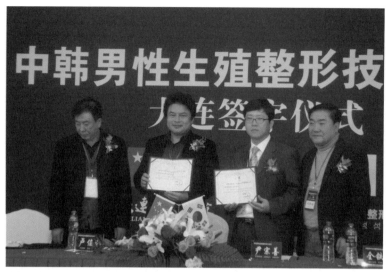

다롄 발해남성병원의 감사장 수여식(슈퍼맨 오른쪽은 노준화 교수님)

자의 해부학적 상태와 시술의의 숙련도와 친근도에 따라 결정하는 것이 제일 좋다.

오늘 시행한 무도정관 수술법은 칼을 사용하지 않고 레이저로 음낭에 조그마한 구멍을 내서 정관을 절제하는 고난도 수술법이다. 장점은 수술 시간이 10분으로 짧고 수술 후 상처를 확인하기 힘들 정도로 조그마한 구멍을 통해 양측 정관을 수술하므로, 통증이나 출혈이 거의 없어서 즉시 일상생활이 가능하고 회복도 빠르다.

그리고 나서 우리는 행사장으로 이동했다. 입구에는 방문 기념 글을 남겨 달라며 서예 도구가 놓여 있었다. 오랜만에 써 보는 붓글씨라 어색했지만 필체를 굵고 힘차게 써 내려갔다. 지금도 1층 입구에 붙어 있는 '다롄발해병원, 한중 의학 발전과 남성 성형 수술을 위하여! 한국의 윤종선 원장 2012년 11월 28일'이라고 쓴 액자를 보면 서예 공부를 해야겠다는 마음이 들기도 한다.

한중 남성 생식기 성형술 합작식과 함께 축사와 방송국 인터뷰를 마쳤다. 뒤를 이어 슈퍼맨의 남성 확대술 강의와 노준화 교수님의 잠복음경 수술법에 대한 강의가 이어졌다. 노 교수의 강의는 참 신선했다. 교과서에는 없는 수술 방법으로, 기존의 잠복음경 교정법이 재발하는 단점을 보완해 노 교수가 새로 개발한 수술법이었다. 그간 많은 수술을 집도하고 고민하면서 발전시킨 노고가 녹아들어 있었기에, 이곳 비뇨기과 의사들의 많은 질문에 응답하느라 강의가 오랫동안 지속되었다.

행사를 마치고 저녁식사 장소로 이동하는 발걸음이 무척이나 가벼웠다. 노 교수님은 슈퍼맨의 비뇨기과 전문의(1999년) 동기다. 대학은 다르지만 전문의 시험공부를 같이 준비하면서 친해진 형님이다. 술을 너무나 좋아해서 일주일에 여덟 번 마시며, 그 양도 엄청나다. 술자리는 무슨 일이 있어도 빠지지 않고 참석하는 이 형님은 오로지 술 하나로 친해진 사이다.

식사 자리에서도 중국 의료진의 한국식 레이저 무도정관 수술법에 대한 문의가 계속 들어왔다.

# 정관수술 오해와 진실

## 1. 수술 후 합병증은 없나요?

최선을 다해서 수술해도 1,000명당 2명꼴로 합병증이 생긴다. 출혈, 혈종, 염증, 부고환염, 수술상처의 감염 그리고 정자 육아종 등이 대표적이다.

## 2. 수술 후 바로 불임이 되나요?

그렇지 않다. 정관절제술은 고환과 정낭 사이에 있는 부고환 측의 정관을 폐쇄하는 수술이다. 따라서 이미 만들어진 정자가 정낭에 있는 상태에서, 정관 통로에 있는 미성숙 정자의 숙성 기간인 69일을 고려해 안전하게 3개월간은 콘돔 등 다른 피임법을 이용해야 한다. 원치 않는 임신을 막기 위해서는 10회 사정 후 3달 뒤 병원을 방문해 정액 검사를 해서 무정자증을 확인해야 한다. 정액 검사에서 정자가 지속적으로 나와 재수술을 요하는 경우가 100명당 3명은 되니 꼭 방문해야 한다.

## 3. 피임 수술은 부부 중 누가 해야 할까요?

사랑하는 아내를 위해 남성이 하는 것이 더 좋다. 남성 수술은 수술 자체도 더 단순하고, 수술 시간도 훨씬 짧으며 국소 마취로 가능하다. 수술 시 통증도 많지 않고 수술 후에도 심한 통증은 없다. 수술 후 성욕, 사정, 그 외 성행위에 별 변화가 없는 등 비교적 안전한 수술이다.

## 4. 수술하면 정액 양이 줄어들어서 사정의 쾌감이 떨어지지 않을까요?

그렇지 않다. 정액 안에 있는 정자 양은 1%도 채 되지 않고, 대부분의 정액은 정자처럼 고환에서 만들어지는 것이 아니고 전립선이나 정낭에서 생산되기 때문에 수술 후에도 정액 양에 변화는 없다고 할 수 있다. 그래서 사정 시 느끼는 오르가슴에는 변화가 없다. 오히려 피임의 부담감에서 벗어나 사정 후 쾌감이 더 좋아진다.

### 5. 주위에서 정관절제술을 받고 나서 정력이 약해졌다고 하지 말라고 하던데요?

고환 자체의 기능에는 해가 없고, 현재까지 전신에 미치는 악영향은 밝혀진 바 없다. 정관절제술이 전신에 미치는 광범위한 연구 결과를 살펴보면, 정관절제술을 받은 10,590명의 환자와 정관절제술을 받지 않은 그 이웃의 남자를 대조군으로 해서 7.9년 동안 관찰한 결과, 부고환염을 제외한 다른 질환의 발생 빈도는 대조군과 비슷하거나 낮은 것으로 나타났다. 만일 정관절제술로 인해 전신에 이상이 초래된다면 현재까지 이 수술이 존재할 리 없다. 다만, 일부 성기능 장애를 호소하는 남성이 있는데, 대부분은 40대 이후에 오는 남성 갱년기 증상을 정관절제술과 착각하는 것이다.

### 6. 수술 후 바로 부부생활이 가능한가요?

수술 2주 후부터 하는 것이 안전하다.

### 7. 수개월 또는 수년 후 임신이 되어 부부 싸움을 하는 것을 봤는데요?

정액 검사를 통해 무정자증이 확인됐음에도 불구하고 1,000명당 1명꼴로 불가피하게 정관이 재개통되어 임신이 된다. 그러므로 임신이 되면 부부 싸움을 할 것이 아니라 비뇨기과를 방문해 정액 검사를 받아야 한다는 것을 잊지 말자.

부작용인 염증과 출혈 증상을 줄이려면 레이저 무도정관 수술을 추천한다. 주변 조직의 손상이 적어 회복이 빠르고 수술 직후 통증이 미미하다는 장점이 있다.

오늘 식사 자리의 술은 무엇일까? 바로 도광입오道光卅五다. 오, 이 술을 여기에서 만나다니 그야말로 놀랄 일이다. 청 도광道光 황제 25년인 1845년 궁정 진상주로 빚어진 것이 이 술의 시초다. 우연하게도 도광 황제가 나왔으니 해음諧音, 발음이 같거나 비슷하다는 뜻에 대한 이야기를 하나 하고 넘어가자.

중국을 이해하려면 해음 현상을 알아야 한다. 특히 사람 이름과 관련해 같거나 비슷한 음은 일상생활에도 밀접하게 좋고 나쁜 영향을 미쳐 이익과 손해를 주기도 한다. 옛날 사람들은 과거 시험에서도 이름 때문에 장원 급제 하기도 하고, 탈락하기도 했다.

청나라 도광 황제는 직접 과거 시험을 주관했는데 장원한 사람의 이름이 '사수史求'인 것을 보고 발음이 같은 '사인死因'이 떠올라 미간을 찌푸리며 바로 이름을 지워 버렸다. 그리고는 쭉 훑어보다가 9등을 보고 흐뭇한 미소를 띠며 그를 장원으로 바꾸었다. 그 이름은 '제구천장 대란방第九天長 戴蘭芳'이었는데, 제구천장第九天長의 해음은 지구천장地久天長, 대란방戴蘭芳의 해음은 대대란방代代蘭芳이다. 즉, '난초의 향기가 천하에 가득하다'라는 뜻이다. 이 사람 외에도 오정吳情의 해음인 오정无情, 즉 '정이 없다'나 왕국조王國鈞의 해음인 망국군亡國君, 즉 '나라를 망하게 한 임금' 등과 같은 이름도 있었다고 한다.

이렇게 발음이 같거나 비슷한 현상으로 인해 불이익을 받는 것은 공평하지 못하지만 중국의 고유한 관습이다. 따라서 중국과 사업한다면 잘 살펴보아야 할 일이다. 우리나라에서 작명하는 데 온갖 정성을 들이는 것도 부와 명예 그리고 건강을 지키고 사악한 것이나 재난을 피하기 위해서일 것이다.

우리는 모르는 사람과 통성명을 하다가 성과 파가 같으면 항렬을 물어보곤 한다. 이것도 중국에서 전해진 것이다. 중국에서는 북송 시기에 같은 성씨끼리 항렬에 따라 이름을 지었는데, 이것을 세대배명제도世代排名制度라고 한다. 조상이 같으니 같은 항렬이 고정된 똑같은 글자나 똑같은 변방으로 이름을 지어서 대대손손 이어 간 것이다. 그래서 같은 성씨의 같은 파인 경우에는 이름에 쓰인 항렬을 따져서 서열과 촌수를 알 수 있다.


중국인에게는 태어날 때 첫 이름인 아명乳名,(본명)이 있다. '어릴 때 이름을 짓고, 나이를 들어서 자를 짓는다'고 하여, 고대 사람들은 이름 외에 또 다른 이름인 자表名를 가졌다. 남자는 20세, 여자는 15세에 짓는데 지식인들은 아호와 자 외에 별호가 따로 있다.

아호는 부모의 소망이 투영된 것이고 자는 그 사람의 덕을 나타낸다. 호는 본인이 짓는 것으로 자신의 개성을 잘 드러낸다. 슈퍼맨의 자는 중국어로 '셔지스 인'이다. '사나이의 인생을 설계하고 세워 주는 윤씨'라는 뜻이다. 자는 본인이 추구하고자 하는 의지의 표현이기도 하다.

시호는 봉건 사회에서 왕족과 뛰어난 업적을 쌓은 사람이 죽었을 때 조정에서 내리는 특수한 이름이다.

외호는 쉽게 말하면 별명이다. 다른 사람이 그 사람의 특징을 잘 살펴서 붙여 주는 이름으로, 풍자의 성격이 강하고 그 사람의 단점을 들춰내기도 한다.

유비의 외호는 '大耳兒'이니 실제로 귀가 엄청나게 컸나 보다.

관우의 외호는 '美髥公'으로 턱수염이 멋진 사람을 뜻한다.

장비의 외호는 '環眼賊'으로 사람들은 그를 째진 눈을 한 도적이라고 놀렸다.

해음 현상과 이름에 얽힌 관습을 알면 중국에 대한 이해가 빨라지고 실수하는 일이 줄어든다.


도광입오道光廿五는 당시 주된 양곡이던 수수로 빚은 것으로, 만주족을 대표하는 술이기도 하다. 유목민이었던 만주족이 17세기 중엽에 중원으로 옮겨 간 후에도 제사, 전쟁 그리고 경축행사 등에 많은 술이 필요했다. 하지만 그 술은 아무나 제조할 수가 없었다. 술을 만들려면 용표 즉 정부의 허가증이 있어야 했기 때문이다. 당시 그 용표를 가진 만족의 귀족 고사림은 '동성금소괴'를 설립했다.

100여 년이 지난 뒤에도 베이징 자금성에 있던 청나라 황실은 여전히 백두산에 가서 조상의 산신제를 지내는 전통을 이어 가고 있었다. 제사에는 엄청난 양의 술이 필요했으며, 백두산에 가려면 심양을 거쳐 교통의 요지인 금주성을 지나야 하는데 이때 금주성의 '동성금 소궤'가 황실에 필요한 술을 공급하는 영광스러운 임무를 맡게 된 것이다. 이곳은 공산화 이후 '금천능천주창'으로 개명되었으며, 1998년에 '요녕도광입오집단만족양주유한책임공사'로 바뀌었다.

1996년 랴오닝성 진저우錦州에서 공장 건물을 헐고 재개발을 추진하다가 지하에서 우연히 이 술을 발견했다. 기네스북에 세계 최고最古

지하 저장 바이주로 기록된 이 술은 청나라 때의 술 저장고에 담긴 채 모두 4톤이나 발견됐으며, 151년이나 지하에 묻혀 있었는데도 노란색과 좋은 향을 풍겼다.

중국 문물보호국은 그중 93kg을 중국 광둥성! 광저우廣州에서 열린 '자더嘉德 2003 여름 예술품' 경매에 부칠 것을 허가했으며 558만 위안(약 8억 3,700만 원)에 낙찰되었다. kg당 최고 낙찰가는 6만 4,000위안(약960만 원)으로 이는 중국 주류 판매 사상 최고액이었다. 이 판매 대금 전액은 이 술의 제조 기법을 연구하는 데 쓰이고 있다.


원향형 백주의 복합적인 뒷맛을 느끼고 있는데, 다롄발해남성의원 대표 원장이 이 술과 함께 올라온 안주에서 백숙처럼 보이는 탕에서 다리를 하나 꺼내서 슈퍼맨에게 권했다. 남자에게 좋다기에 유심히 보니, 생긴 것이 영락없는 삼계탕 속 닭다리 모양이다.

알고 보니 일명 만세탕인 개구리 뒷다리탕이었다. 못살던 시절에는 식량이 없어서 먹었던 것인데, 요즘엔 기관지에 좋다고 해서 천식 있으면 약이라고 생각하고 먹는 것을 자주 봐 오긴 했다. 맛은 어땠을까? 맑은 탕인 지리처럼 나와서 양서류 특유의 비린내가 날 줄 알았더니 개운한 맛이다. 닭고기보다 씹는 맛이 부드러우면서 쫄깃하다. 남자 주먹 두 개 정도 크기의 개구리 네 마리를 잡은 것이라고 한다. 이것 한 마리만 먹어도 오늘 밤 감당이 안 될 것이라고 하니 남자에게 좋다는 말이 정말인가 보다.

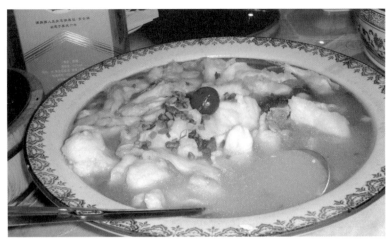

만세탕(개구리 뒷다리탕)

이곳에서는 손님을 접대할 때 물만두를 내놓지 않는다. 물만두는 속칭 '곤단포滾蛋包'라고 하는데 '곤단滾蛋'에는 중국 속어로 "썩 꺼져."라는 뜻이 있기 때문이다. '영객면迎客麵, 송객교자送客餃子'라는 말처럼 손님을 맞이할 때는 국수를, 보낼 때는 교자를 대접한다. 그리고 주전자 주둥이 부분이 사람 쪽을 향하게 하지 않는다. 주전자 주둥이가 사람을 향하면 구설수에 오른다고 여기기 때문이다.

음식 주문은 짝수로 하지만 달걀 프라이는 두 개 시키지 않는다. 달걀 두 개는 중국어로 '이단二蛋'이라고 하는데, 바보라는 뜻이 있기 때문에 일반적으로 2개를 피해서 5개를 주문한다.

주식으로 국수와 파인애플 볶음밥으로 마무리하고, 중국식 사우나에서 발마사지를 받으며 피로를 푼 뒤 병원 측에서 마련한 차를 타고 숙소로 돌아왔다. 그런데 참새가 방앗간을 그냥 못 지나가듯이 노준화 교수가 곧장 자는 것은 용납이 안 된다고 해서 호텔 앞 식당으로 다시 이동했다. 만세탕의 효과일까? 오늘도 3차, 4차까지 가는 강행군 속에 해가 떠오르자 만세를 부르며 술자리가 끝났다.

누군가는 태어나고 누군가는 삶을 끝내는 병원을 매개체로 만난 슈퍼맨과 다롄부칠발해남성병원이 처음 만난 자리는 어쩐지 조심스러웠다. 하지만 혼자 마시면 죽을 것 같은 도광입오라는 독주를 나눠 마시니 허물없이 가까워지고 우정도 더욱 돈독해진 것 같다. 좋은 술은 시간의 흐름을 잊게 하고, 오랜 시간 같이하며 좋은 술친구를 만들어 준다. 슈퍼맨은 알코올이 아니라 추억을 마신다. 이 모든 것이 아름다웠기에 이곳의 기억은 지금도 잊지 못할 만큼 아름답게 남아 있다.

### 제4장

# 소설 '삼국지'의 배경이자
# 천부지국으로 불리는 청두

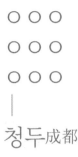

# 청두成都

오늘은 청두成都로 가는 비행기에 몸을 실었다. 비행시간이 3시간이 넘게 걸리지만, 짧게만 느껴진다. 이미 몇 차례 다녀온 곳인 데다, 슈퍼맨의 중국 비뇨기과 제자인 후아동 주임이 근무하는 병원이 있는 곳이기 때문이다. 후아동 주임과의 인연은 수년 전으로 거슬러 올라간다.

당시 청두의 남성병원에서 확대 수술을 했는데 합병증이 생긴 환자의 치료를 의뢰하고 싶다는 연락을 받았다. 사진만 보고 중국으로 들어갔는데 상태가 생각보다 훨씬 안 좋았다. 주변 상황은 더 심각했다. 환자가 입원한 병실에 들어가 보니 환자의 부모, 조부모 그리고 외조부모까지 6명이나 되는 사람이 한숨과 함께 걱정스러운 눈빛으로 환자의 거시기(?)만 뚫어지게 보고 있었다. 미처 예상치 못한 광경에 당황했지만, 중국의 한 가정 한 자녀 정책으로 인해 하나밖에 없는 가문의 대들보에게 문제가 생겼으니 이 상황이 바로 이해가 되었다. 병실은 참으로

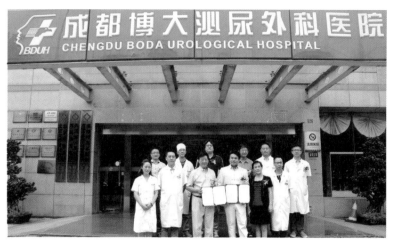

청두 보다남성병원의 전경

무거운 분위기였지만, 반대로 슈퍼맨은 문제를 꼭 해결해 줘야겠다는
의지로 가득 찼다.

엉덩이에서 채취한 진피 지방 이식으로 음경 확대를 했다가 합병증
이 발생한 케이스였다. 그런데 포경수술을 하지 않은 상태에서 음경 표
피에 한 수축 링으로 인해 혈액 순환 장애가 생기면서 음경 배측부의
2/3 정도에 괴사가 진행된 상태였다. 수술 방법을 결정하기 어려웠다.
아예 전체적으로 괴사가 되었으면 음낭피판술이나 서혜부 피부 이식
술을 쓸 텐데, 그러자고 살아남은 피부 1/3을 잘라내자니 아까웠다. 교
과서에 나와 있지 않은 특단의 해결법이 필요했다. 그런데 한국에서 본
사진에는 찍히지 않았던 음경 복측부에 이용할 수 있는 여유 피부가 있
었다. 이 부분을 이용해 재수술하기로 결정하고 상상력을 최대한 발휘
해 수술을 집도했다. 그렇게 해서 세계 최초로 개발한 'frenulum &

both sidal remnant flap'을 이용해 괴사한 조직을 제거하고 새로운 피부를 이식해 수술을 깔끔하게 마무리 할 수 있었다.

홀가분한 마음으로 수술 방을 나와 병원을 이곳저곳 둘러보았다. 그랬더니 그간 한국의 비뇨기과 원장들이 다녀간 흔적들이 곳곳에 남아 있었다. 이제 어떤 상황인지 이해가 되었다. 이유가 무엇이든 간에 이전에는 합병증을 해결할 의사가 없었던 것이다. 환자와 보호자들은 계속 시끄럽게 굴고 어떻게든 해결은 해야 하니 수소문 끝에 재수술 전문가인 슈퍼맨에게 도움을 요청했던 것으로 보였다. 누구나 시작할 수는 있지만 마무리는 누가 할지 모르는 게 수술인 것 같다.

다음으로 자가 지방 이식 확대 후 녹아 버린 환자들의 재수술이 이어졌다. 자가 지방 이식 확대술에는 특별한 노하우가 필요하다. 지방을

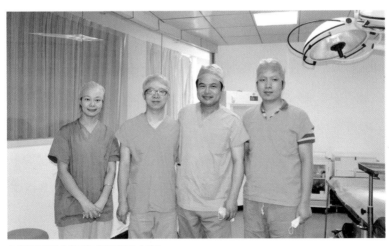

수술방 주임인 후아동(슈퍼맨 왼쪽)과 스태프

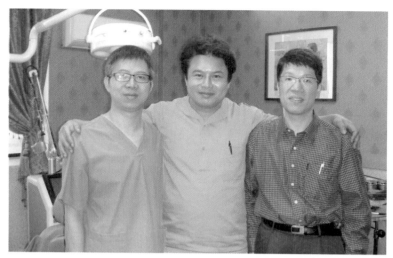
한국에 온 후아동 주임과 소아청소년과 조성종 원장

채취하기 위해서는 투메슨트 액을 만들어야 하는데, 이때 지방 제거술과 달리 지방 세포를 잘 보존할 수 있게 하는 용액의 비율이 중요하다.

지방을 채취할 때는 캐뉼라의 직경과 양손의 힘을 적절하고도 조심스럽게 다루어야 지방 세포가 손상 없이 싱싱한 상태로 나온다. 채취한 지방은 원심분리의 과정을 거치는 데 적절한 rpm과 시간이 조화되어야 불순물이 제거된다. 지방을 이식할 때는 음경의 전 층에 걸쳐 골고루 뿌려 줘야 생착률이 높아진다. 이러한 전 과정이 자연스럽게 조화를 이루면서 진행되어야만 수술 후 이러한 컴플레인이 발생하지 않는다. 중국 의료진에게 충분한 설명과 함께 현장지도를 하면서 음경 확대 후 효과가 없었던 케이스의 재수술을 마무리했다.

그로부터 2개월이 지난 후 청두 보다남성병원의 수술방 책임자인 후 아동 주임이 한국에 와서 수술을 배우고 싶다며 연락이 왔다. 항상 수술방을 누구에게나 오픈하고 숨김없이 노하우를 전수하는 슈퍼맨은 흔쾌히 이를 수락했다. 후 주임은 곧 슈퍼맨이 주관하는 맨앤모델아카데미의 남성수술 과정에 입학했다.

후 주임과 같이 진료를 하는데, 잔뜩 웅크린 25세의 젊은 남성이 아버지와 함께 병원을 방문했다. 걱정스러운 표정의 아버지가 입을 열었다. 어렸을 때부터 말도 없고 조용하던 아들인지라 걱정을 안 했는데, 고등학교를 들어가도 수염이 나지 않고 근육이 붙지 않았으며 몸도 왜소했다고 한다. 더욱 걱정스러운 것은 목욕탕에 가서 보니 아들의 성기가 전혀 발육하지 않았다고 했다.

슈퍼맨이 보니, 피부도 기름기 있는 남성보다는 보드라운 여성에 가까웠고 아무래도 여성화가 진행 중이지 않을까 의문이 들었다. 실제로 진찰해 보니 음경이 길이 6cm, 굵기 6.5cm로 굉장히 왜소했다. 음경 왜소증이 있으면 자신감이 떨어지면서 학교생활에 적응하지 못하고 우울증에 빠져 사회생활에도 뒤처지게 된다. 자연스러운 형태로 만들 수 있는 진피파우더를 이용한 음경 확대술로 수술하기로 결정했다.

과거에는 음경 확대술로 수술할 경우 사우나에 가면 누가 보더라도 수술한 티가 나고 보기에도 흉측해서 거부감이 생기는 경우가 많았다. 또한, 기존 실리콘이나 인조 진피를 이용한 수술의 경우에는 메스를 사용하기 때문에 수술 부위가 커지고 회복기간이 길어지는 단점이 있었다.

하지만 진피 파우더를 이용한 음경 확대술은 칼을 사용하지 않기 때문에 통증과 수술 후 회복기간을 단축하고 자연스러운 모양으로 수술 결과를 이끌어낸다. 진피 파우더는 합성 물질이 아니라 생체 적합성이 우수한 동종 진피로 이루어진다. 또한, 콜라겐 파괴가 없는 E-Beam 멸균을 적용한 미국 식품의약처(FDA)와 한국 식품의약품안전처(MFDS)의 승인을 받은 원재료 및 가공공법을 적용한 제품이다. 콜라겐이 Cross-linking되어 지속력이 더 우수하고 볼륨 효과도 더 뛰어나다. 이동성이 없으며, 이식 후 자가 조직화되어 더 효과적이고 자연스러운 결과를 보인다.

기존 액체 성분의 필러들은 확대 후 물렁거림이 심하지만, 이것은 단단해서 성관계 시 밀려나는 단점이 없다. 칼을 사용하지 않고 캐뉼라를 이용해서 시술하기 때문에 통증도 없고 회복기간이 빠르다. 기존의 진피 재료들은 규격이 정해져 있어서 그 이상으로 확대하기 어렵지만, 진피 파우더는 피부 신축성에 따라 최대한 추가 시술을 할 수 있어서 확대 효과가 뛰어나다. 길이 연장술과 더불어 복합 음경 확대 수술을 받은 이 젊은 남성은 잃었던 자신감을 되찾고 활기차게 하루하루를 보내고 있다. 제2의 인생이 시작된 것이다.


그렇게 후 주임은 아침 9시부터 저녁 6시까지 각종 남성 수술을 배우고, 저녁에는 한국식으로 3차까지 술을 마시는 강행군 속에 아카데미를 수료했다. 후 주임은 이번 아카데미 과정 중에 진지파우더를 이용한 음경 확대술이 가장 감명 깊었다며, 중국에 이런 제품이 아직 없는 것이 아쉽다고 했다.

후 주임에게 중국으로 돌아가기 전 마지막으로 하고 싶은 것이 있느냐고 물으니 "한국의 바다를 보고 싶어요."라고 했다. 청두는 서부 내륙 지대라서 바다를 볼 수 없고, 만약 바다를 보려면 기차로 2박 3일은 가야 한다. 그래서 그가 중국으로 돌아가기 전 망덕의 전어축제에 가서 배를 빌려 타고 남해의 야경을 구경하고, 순천만 습지에서 한국의 바다를 같이 봤던 추억이 기억난다. 그리고 중국에서 손님이 왔다고 집으로 초청해 한국에서 마지막 저녁 식사를 성대하게 준비해 준 멋쟁이 애주가 도청에 근무하는 윤재근 동생도 마음에 와닿는다.

중국에서 손님이 올 때마다 슈퍼맨의 중국어 사부이자 평생의 형님

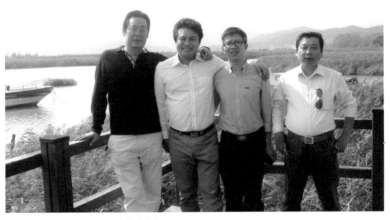

바다를 보고 싶어 하던 후아둥과 순천만에서

이신 중문학과 한종완 교수님께서 함께해 주신다. 슈퍼맨이 2008년 처음 중국에 갔을 때 공항에서 음식을 시키면서 시원한 물과 콜라를 주문했는데 내 말을 알아듣지 못했다. 독학한 중국어로는 돈이 있어도 굶어죽겠구나 하는 위기감이 작동했다. 그래서 한국에 돌아온 뒤 저명한 한종완 교수님을 찾아갔는데 본인은 중국어 교육학과가 아니라 중국 문학을 전공해서 어학을 가르치지는 않는다고 하셨다. 그러나 구례가 고향인 한 교수님은 외가가 구례인 외할머니 밑에서 자란 슈퍼맨이 구수한 구례 말을 쓰는 우연 아닌 필연을 계기 삼아 제자로 받아 주셨다. 중국어를 배우면서 느낀 것은 어학은 단순히 언어를 넘어서 그 나라의 문화를 알아가는 것이라는 사실이다. 한 교수님의 해박하고 재미있는 중국 문화와 문학을 접하면서 날 새는 줄 모르고 배웠던 시간이 지금도 어제처럼 느껴진다.

중국에서 원래 사부師傅는 임금을 가르치는 스승을 부르는 칭호로, 한종완 교수님은 슈퍼맨에게는 하늘 같은 사부님이시다. 사부는 이후 우수한 기술을 가진 주방장이라는 의미로 변했는데, 후 주임에게는 슈퍼맨이 비뇨기과의 거장 같은 사부가 되어 있었다. 이렇게 스승과 제자들이 어우러져 잊지 못할 한국에서의 시간이 아쉬움을 뒤로 한 채 쏜살같이 지나갔다.


그 후 슈퍼맨은 청두 보다남성병원과 협약식을 하기 위해 다시 청두 국제공항에 내렸다.

청두는 쓰촨성의 성도省都이며 서남지대의 중공업기지다. 역시나

청두의 8월 날씨는 찌뿌듯하게 흐린 하늘에 습하면서 푹푹 쪘다. 이곳은 사계절 내내 구름과 안개가 자욱한 도시로 맑은 하늘을 보기가 힘들다. 분지에 있기 때문에 습기가 쉽게 가시지 않으며 이러한 특성이 기후에도 영향을 끼친다. 이곳에는 천구폐일川狗吠日이라는 속담이 있다. '쓰촨의 개는 해를 보고 짖는다'는 뜻이다. 덥고 습한 데다 안개까지 심해서 하늘이 뿌옇게 보인다. 그러다 어느 날 하늘이 맑아져 해가 나면 개들이 "저게 뭐냐?"라며 놀라서 짖을 만큼 숨이 턱턱 막히는 날씨를 의미한다.

승용차로 이동해 병원에 도착하니 제자인 후 주임이 반갑게 우리 일행을 맞이했다. 청두 보다남성병원과 기술합작 조인식을 성대하게 마치고 나서 발기부전의 치료와 발기 강화 수술법에 대해 강의를 진행했다. 뒤를 이어 후 주임이 한국식 남성 확대술에 대한 강의를 속개했다. 그날 모인 중국 비뇨기과 의사와의 대화에서 후 주임이 쓰촨성에서 남성 확대술의 권위자가 되었으며, 이 모든 것은 한국의 윤 사부님 덕이라고 한다는 것을 알게 되어 나름 보람을 느낀 시간이었다.

발기부전의 치료는 크게 세 가지로 구별된다.

1. 비아그라 또는 시알리스 같은 경구용 약물
2. 자가발기주사 치료
3. 발기부전 임플란트 수술

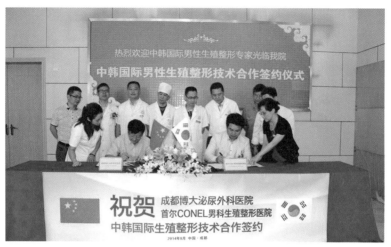

슈퍼맨과 청두 보다남성병원의 업무협약식

그런데 경구용 약물이나 자가발기주사 치료에 효과가 떨어지거나, 약물 부작용 또는 주사에 거부감이 있는 환자들은 발기부전 임플란트 수술에 잘 적응하지 못하는데 이런 경우 뚜렷한 치료법이 없는 게 그간 슈퍼맨의 고민이었다. 그러나 슈퍼맨은 수많은 연구 끝에 새로운 수술을 개발했고, 2010년 수년간의 결과를 국제학회에 발표한 이후 외국으로 초청강연을 많이 다녔다. 슈퍼맨이 개발한 수술 중 가장 애착이 큰 수술 방법이다.

새로운 발기 강화 수술법의 원리는 다음과 같다. 발기는 다음과 같은 세 가지 혈역동학적인 결과로 인해 일어난다.

1. 발기 해면체의 확장과 발기 평활근육의 이완
2. 동맥혈의 증가로 인한 음경동맥의 확장

## 3. 음경정맥혈의 차단

이 중에서 음경정맥혈의 차단은 발기를 유지하는 중요한 기전의 하나다. 슈퍼맨이 개발한 수술법은 진피 수축절편으로 발기 해면체 내의 동맥압을 증가시켜 발기압과 발기 강도를 유지한다. 슈퍼맨은 효과 없는 기존의 심층 배 부정맥 차단술을 이용하지 않고, 중간층에 있는 수백 개의 에미서리 정맥들이 발기해 면체의 배부와 측면에서 나와서 발기 조직을 감싸고 있는 써컴플렉스 정맥으로 연결된다는 것에 주목했다. 여기에서 에미서리 정맥을 수술로 차단하면 발기력을 더욱 오랫동안 유지해 성관계 시 발기지속 시간을 늘릴 수 있다. 즉, 새로운 수술 방식으로 진피 수축절편과 에미서리 정맥을 차단해 발기 시 강도를 단단하게 하고 발기 시간을 늘릴 수 있다.

이것은 다양한 원인의 발기부전, 즉 정맥류와 동맥류에 의한 혈관원인성 발기부전, 신경인성 발기부전, 당뇨병성 발기부전, 기타 수술 후 발기부전, 페이로니 병 등의 기질적인 발기부전과 정신적인 발기부전 등에 안전하고 유용한 수술 방법이다.

"발기부전이 왜 올까?"라는 질문에 대한 정답은 아직까지 없다. 다만 수없이 많은 학설 또는 가설이 끊임없이 알려지고 있을 뿐이다. 그러나 분명하게 드러나서 누구나 알고 있는 사실이 있다.

용불용설用不用設이라고 했다. 약과 주사 그리고 수술을 통해서 계속 성관계를 해야 한다. 약을 복용하면 습관성이 될까 봐 발기부전을 치료하지 않는다면 발기하는 능력은 사라질 수밖에 없다. 현대 남성의학은 날로 발전하고 있어서 약물로 유지하다 보면 더 좋은 약, 더 좋은 주사 그리고 더 뛰어난 수술법이 나온다. 달걀이라도 있어야 바위를 때릴 수 있지 않을까?

청두는 우리가 잘 아는 대로 소설 삼국지三國志의 배경이 된 곳이다. 이곳은 춘추전국 시대부터 있어 온 도시로 삼국 시대 때 유비劉備가 촉한蜀漢을 세우고 이곳에 수도를 건립했다. 그래서 도심 한복판에 약 1,500년 전에 지어진 무후사武侯祠라는 사당이 있다. 제갈공명을 기념하는 사당이다. 후 주임이 운전하는 차를 타고 이곳을 방문했다.

무후사 정문에 들어서니 유비를 모시는 사당이 제일 먼저 나온다. 《삼국지》 등장인물들의 대형 토우와 함께 각종 건축과 볼거리가 전시되어 있다. 그리고 유비의 가묘인 혜릉이 있는데 그곳으로 가는 길에는 대나무 숲이 시원하게 뻗어 있다. 그다음으로 삼고초려三顧草廬의 주인공 제갈공명을 모시는 사당이 나온다. 아이러니하게도 지략의 대가로 알려진 제갈공명은 중국 술의 제조에도 이바지하고 있다.

공원公元 225년 제갈공명은 루저우 고성泸州古城에 주둔하며 이곳의 기이한 산세를 이용해 남쪽 정벌을 준비하고 있었다. 그 시기에 루저우 성에는 온역瘟疫이 퍼졌다. 그는 백여 가지 한약을 준비하게 하고 그것으로 누룩을 만들어 영구두용천营沟头龙泉 샘물로 술을 빚게 했다. 병사들은 이것을 매일 한 숟가락씩 떠먹었고, 백성들에게도 이 술을 나눠 주어서 온역을 치료하게 했다. 누룩 약주 제조는 이때부터 대대로 내려오게 되었고 루저우의 술 역사를 빛냈다.

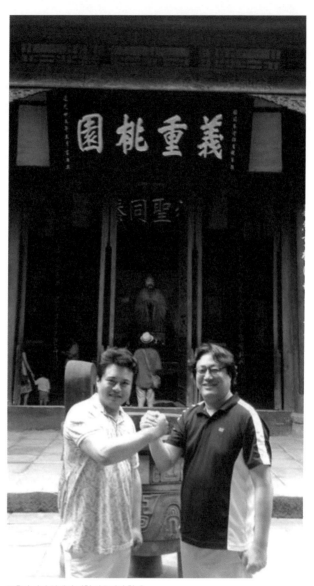

무후사 사당 앞에서 절친 강효기와 함께

슈퍼맨비뇨기과 윤종선 원장의 중국 역사, 문화, 사람 이야기 | 청두成都

무후사 뒷마당에는 《삼국지》의 주인공 유비, 관우, 장비가 복사꽃이 피는 화사한 봄날 나무 그늘 밑에서 의형제를 맺고, 천하의 주인이 되기 위해 맹세했다는 뜻의 '도원'이라고 쓰인 비석이 있다. 그 옆으로는 금방이라도 피를 나눠 먹을 듯한 유비, 관우, 장비 삼 형제의 석상이 우뚝 서 있다. 슈퍼맨은 힘의 상징인 장비와 나란히 힘을 겨루고 있다.

이곳은 바로 처음엔 통역으로 만났지만, 지금까지 같이 동고동락한 중국 동생 전철남과 슈퍼맨이 의형제를 맺으며 도원결의한 뜻깊은 장소이기도 하다.

'천부지국天府之国'라는 별호를 가진 쓰촨의 성도인 청두에는 물자가 넘쳐난다. 사계절 내내 과일이나 채소가 끊임없이 수확되며 땅이 비옥해 쌀농사도 잘 된다. 이처럼 풍부한 물자를 바탕으로 생겨난 쓰촨 요리는 중국을 대표하는 4대 요리 중 하나이며, 우리 입맛에 맞는 매콤한 먹을거리가 많다.

오늘은 쓰촨성 대표 음식의 매운맛을 보러 이동했다. 중국에는 이런 말이 있다.

"호남湖南 사람들은 매운 것을 두려워하지 않고, 구이저우貴州 사람들은 매워도 무서워하지 않고, 쓰촨四川 사람들은 맵지 않을까 봐 두려워한다."

가장 처음으로 매운맛이 특징인 마파두부麻婆豆腐가 나왔다. 중국의 매운맛은 고추가 없었던 시절엔 생강과 양파에 의해 만들어졌는데 이 지역은 생강으로, 산둥지역은 양파로 매운맛을 조절하는 게 특징이다. 마파두부는 돼지고기와 두부에 고추, 생강, 파 등으로 양념을 한 맵고 새콤한 요리다. 중국어로 마麻는 곰보를 뜻하고, 파婆는 나이 든 여자를 말한다.

　청나라 말 진陳씨 가게에서 유래했다고 한다. 이 가게의 주인이 마차 사고로 유명을 달리했는데, 부인이자 주방장이었던 진씨 앞으로 손님이 한 명 찾아왔다. 유채기름을 팔던 한 상인이 돈 대신 양고기와 유채기름을 줄 테니 밥을 줄 수 있느냐고 부탁했다. 마음씨 좋은 진씨는 여기에 두부와 후추, 고추기름 등을 버무려서 맵고 얼얼한 요리를 만들어

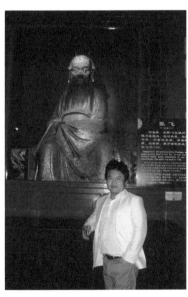
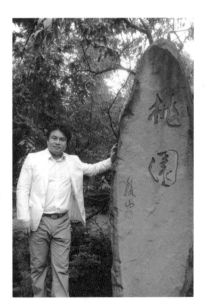

유비, 관우 그리고 장비가 의형제를 맺은 도원

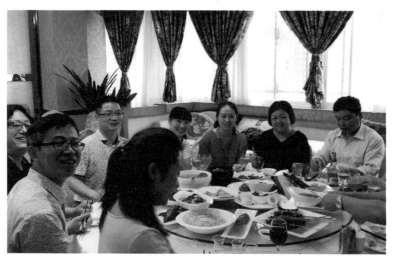

청두 보다남성병원 임직원과 함께 만찬을 즐기는 슈퍼맨

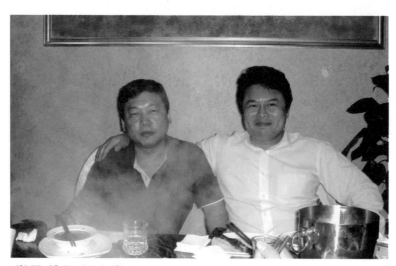

의형제를 맺은 중국인 동생, 전철남

서 주었는데 이것이 사천 사람들의 입맛을 끌기 시작했다고 한다. 그래서 곰보 할머니가 한 두부요리인 마파두부가 생겼다고 한다.

마파두부가 중국 전체로 퍼지게 된 계기는 중일 전쟁이었다. 중국 국민당 정부가 수도를 난징에서 충칭으로 옮기면서 피난민들이 마파두부를 먹게 되었고, 제2차 세계대전이 끝나 다시 고향으로 돌아간 피난민들에 의해 이 요리법이 중국 전역에 퍼지게 되었다. 그리고 국민당이 대만과 해외로 나가면서 탈출한 요리사들에 의해 전 세계로 퍼져나갔다. 우리나라에서도 중국집에 가면 이 요리가 나오지만 한국식으로 변형된 순두부 같은 맛으로 현지의 맛과는 비교가 되지 않는다. 지금은 돼지고기, 양고기, 소고기 등으로 다양하게 요리한다.

다음으로 소개할 곳은 훠궈 전문점인 하이디라오다. 샤부샤부 요리로 매운맛의 홍탕과 진한 육수의 백탕으로 나뉘어 있으며 각종 육류, 해물, 면 등을 넣어서 만든다. 가장 중요한 것은 양념인데 각자 식성에 맞춰서 만든다. 양념에 넣는 종류가 20여 가지나 되다 보니 처음에는 조합하기가 쉽지 않다. 양념의 강도를 '매우 맵게, 중간, 약하게'로 조절해서 본인에게 맞추는 것이 중요하다. 국내에도 체인점이 들어와 있어서 중국의 맛이 그리울 때면 중국 백주와 함께 슈퍼맨도 가끔 이용하고 있다.

이곳에서는 훠궈 요리와 함께 변검變臉 공연이 열린다. 관광객으로 꽉 찬 이 요리점은 후 주임이 미리 예약해 놓았다고 한다. 눈앞에서 순식간에 얼굴 모양을 바꾸는 마술 같은 기법은 감탄을 자아냈다. 변검은

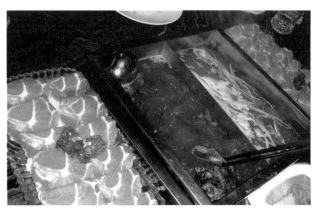
중국 청두에서 맛본 초극강 매운맛의 훠궈

죽기 전에 단 한 명의 제자, 그것도 남자에게만 전수한다고 한다. 세계적으로 전통 변검의 계승자는 10명 정도에 불과하다고 한다. 지금은 식당에서도 영업을 위해 변검을 공연하는 것을 보니 그 비법이 많이 전파되었나 보다.

중국에는 원나라부터 이어져 온 전통극이 있다. 북경의 경극京劇, 상해의 호극滬劇, 사천의 천극川劇이 그것이다. 변검은 천극의 일부인 '천극지화川劇之花', 즉 사천극의 꽃으로서 전 중국인의 사랑을 받고 있다. 변검은 공연할 때 얼굴에 쓴 중국식 탈인 '검보'를 순식간에 바꾸는 기법을 말하며, 특수한 표현 기교 중 하나로 '말검', '취검'그리고 '운기변검'이 있다.

말검은 얼굴의 특정 부위에 분장용 분을 미리 발라 놓았다가 바꾸고 싶을 때 손을 그곳에 갖다 대서 다른 색깔로 변하게 하는 방법이다. 취검은 여러 색의 분장용 분을 배우가 사용하는 술잔과 같은 그릇에 담아 두고, 변검을 할 때마다 입으로 불어서 얼굴색을 바꾸는 방법이다. 운기변검은 비단으로 만든 검보를 얼굴에 여러 겹 겹쳐서 매 장마다 실을 달아 두었다가 한 장씩 찢어 버리는 방법이다. 안면의 전부를 바꾸는 변정검과 부분적으로 바꾸는 변국부가 있다. 탈의 종류는 20여 가지로 이것을 쓰고 있으면 숨을 쉬기도 힘들 정도라 고도의 숙련된 기술이 필요하다고 한다.

하도 신기해서 공연하는 바로 앞자리까지 가서 꼼꼼하게 살펴봤지만, 도무지 어떻게 하는지 알 수가 없었다. 그래서 유명한 거겠지만. 체면을 굉장히 중요시 여기는 중국인들은 상황에 따라 안면을 바꾸는 사람을 제일 경멸한다. 그런 사람을 변검의 달인이라고도 한다.

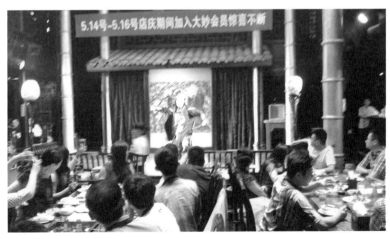

천극지화 – 변검의 공연 장면

이 좋은 음식에 술이 빠질 수가 없다. 특히 쓰촨성은 중국을 대표하는 술의 1/3 정도가 생산되는 곳이다. 오늘의 술은 루저우라오쟈오泸州老窖特曲다. 루저우의 오래된 술 발효 땅굴이라는 뜻으로 중국 술 역사에서 가장 오래된 명주 중 하나다. '바이주'의 원조이기도 하다.

한대汉代의 유명한 문장가인 사마상여司马相如의 봉구황凤求凰에서는 "촉남에 술이 있으니 향기가 우주에 퍼진다蜀南有醪兮, 香溢四宇. 사색을 깊게 하니 시가 저절로 나오네促吾悠思兮, 落笔成赋!"라고 했는데 이 또한 루저우의 미주泸州美酒가 있었기 때문이다. 역사상 "술이 없으면 예의가 이루어지지 않는다."라고 할 만큼 중국에서 주도酒道가 얼마나 발달했는지를 잘 알 수 있는 대목이다.


당나라 때부터 발전을 거듭해 송나라 때는 현재 루저우의 농향술과 비슷하다. 이것이 루저우라오쟈오터취泸州老窖特曲의 전신前身이다. 지금 마시는 술의 기원이라고 보면 된다. 한잔 음미하니, 향이 짙고 향기가 입안에 감돌아 술맛이 달고 부드럽다. 끝 맛이 오래간다. 이 술은 '노주노교주식회사'라는 국영 양조회사에서 생산한다. 총 자산이 30억 위안에 달하며 건축면적은 36만 ㎡다. 이 회사는 중국에서 가장 오래된 술 양조 시설(명나라 만력제 1573년)을 지니고 있으며, 그 시설을 가장 오래 사용한 기록 또한 보유하고 있다. 고급 바이주인 궈쟈오1573国窖1573 브랜드도 여기에서 비롯했다.

전설에 의하면 노주성에 한 나무꾼이 살았는데 하루는 나무를 하다가 뱀이 싸우는 것을 발견했다. 커다란 흑사가 작은 꽃뱀을 잡아먹으려는 순간 나무꾼은 막대기로 흑사를 내리쳤다. 목숨을 구한 꽃뱀은 나뭇꾼을 한참 바라보다가 숲속으로 돌아갔다. 하루는 나무꾼이 나무를 하고 돌아오는데 어두워져 길을 잃고 헤매다가 맞은편 동굴에 들어가게 되었다. 그곳에는 밤의 왕국이 있었으며, 그때 살려준 꽃뱀이 바로 이 왕국의 태자였다. 극진한 대접을 받고 돌아가는데 태자가 술 한 병을 주면서 "피곤할 때마다 한 잔씩 하면 좋을 것이오."라고 했다. 집 앞에 다다른 나무꾼이 발을 헛디뎌 넘어지면서 그 귀한 술을 우물에 다 흘려버렸다. 아쉬워하며 한숨 자고 일어나서 목이 말라 우물물을 마셨는데 그윽한 향이 나면서 기분이 좋아지고 피로가 풀렸다고 한다. 이에 나무꾼은 더 이상 나무를 하지 않고 우물 옆에 작은 주막을 차렸는데 술맛이 뛰어나 큰 성공을 거두었다고 한다. 그 술이 이 노주勞酒가 되었다고 한다.

슈퍼맨이 한 모금 향을 머금으니 강하게 코를 찌르는 과일 향이 올라오는 것을 느꼈다. 첫맛은 강했지만 목 넘김은 의외로 순수했다. 강함 속에 부드러움이 숨어 있어 뜨겁고 매운 쓰촨음식과 가장 어울리는 술이라고 하는 이유를 알 것 같았다. 이 술의 끝 맛이 정말 오래도 가듯이 제갈공명 같은 제자 후 주임과 관우와 같은 의리남 전철남 그리고 장비 같이 우직한 슈퍼맨이 함께하는 청두에서의 술자리는 끝이 없었다. 확실히 좋은 술은 피곤함에 아랑곳없이 바다를 사이에 두고 멀리 떨어져 있는 우리가 지금까지도 좋은 만남을 유지하게 하는 신비한 힘을 발휘하는 것 같다.

### 제5장

# 황허 문명의 발원지이며
# 불교 명승지로 유명한 타이위엔

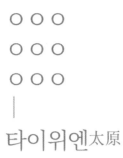

# 타이위엔太原

오늘은 타이위엔太原에 가는 날이다. 하필 직항이 없는 요일이라 베이징을 경유해서 가기로 했다. 베이징에 도착하고 나니 환승하려면 3시간 정도 기다려야 했다. 공항의 중국 레스토랑에서 식사하고 있을 때 청담동에 성형외과로 개업한 의형제 정우철 원장이 중국 출장 후 귀국하기 위해 베이징 공항에 있다고 연락이 왔다. 타국에서 우연히 만난 기쁨에 가볍게 한잔 하려고 시작한 술자리에서 우리는 생각지도 않게 많이 마시게 됐다. 슈퍼맨 사전에 가벼운 술자리는 없나 보다.

정 원장을 먼저 보내고 타이위엔 가는 비행기에 탑승하려고 하는데 문제가 생겼다. 티켓과 여권이 보이지 않는 것이었다. 순간 술이 확 깨면서 마지막 술 마신 장소로 죽어라고 뛰어갔다. 신은 역시 슈퍼맨을 버리지 않았다. 술 마신 자리에 당당하게 놓여 있는 여권과 티켓, Good Luck! 죽도록 술을 마시는 사나이에게 가끔씩 생기는 에피소드다.

타이위엔 가는 비행기에 뿌듯하게 올라탔다. 산시성山西省의 성도省
都인 타이위엔은 2,400년의 역사를 가진 옛 도시로 황허 문명의 발원지
이며 불교의 주요 명승지이기도 하다. 마르코 폴로는 13세기경 이곳을
무역과 산업이 번창한 도시라고 언급했다. 진晉이 이곳에 도읍을 정한
이래 3,000년간 북방에 대비한 군사 요충지로서 황폐와 재건을 무수히
반복해 온 역사 깊은 도시이기도 하다. 예로부터 흉노족, 몽골족, 여진
족 등의 침입이 잦았던 곳이었기에 한때 이곳에는 '전쟁의 신'을 섬기는
사원이 27개나 있었다.

　타이위엔은 규모가 큰 도시지만 경제적으로는 낙후되어 있다. 지리
적 여건의 열악함과 함께 아직 마오쩌둥을 신으로 여기는 사람들도 많

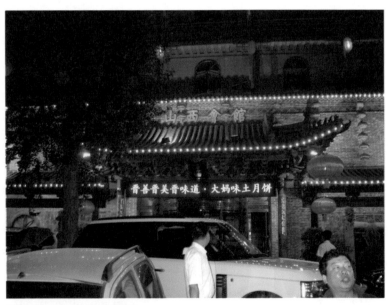

산시회관(산서성, 가장 큰 국수전문점)

은데, 물 밀듯이 밀려오는 자본의 물결 가운데 지금까지 받아온 교육과 생활의 이질감 속에서 이전의 사고방식이 많이 무너지는 것을 볼 수 있다. 특이하게도 이곳에서는 적은 수입에 비해 소비지출이 많은 기현상이 나타난다고 한다. 그래서 비뇨기과도 호황을 누리는 것일지도 모르겠다. 또한, 이 지역은 석탄 공업단지여서 대기오염이 심각 탓에 많은 사람들이 호흡기 질환을 앓고, 겨울에는 난방시설로 인해 대기가 맑은 날이 드물다. 그런데 이 석탄 때문에 국수가 전 세계 최초로 만들어졌으니 '위기는 기회'인 동전의 양면처럼 세상사가 다 그렇게 굴러가는 것 같다.

타이위엔은 중국 4대 미인 중 하나인 폐월閉月 초선貂蟬의 고향이기도 하다. 초선은 산시성 흔주 사람으로 후한 시기 왕윤의 수양딸이다. 초선이 밤에 정원을 걷는데, 그 미모를 보고 '달이 부끄러워 구름 뒤로 숨었다'고 한다. 정식 역사서에는 초선이라는 단어를 발견할 수 없다. 초선은 《삼국지》 등의 소설에서는 왕윤의 지시로 동탁과 여포 사이에서 이간질하는 역할을 한다. 왕윤이 동탁을 제거하지 못해 혈안이 되었을 때 초선은 다음과 같이 말한다.

"이 몸이 쓸모가 된다면 백만 번 죽어도 사양하지 않겠습니다. 어찌 대감을 위해 죽음을 두려워할까요!"

초선은 외모는 유약한 미인이지만 마음은 강직했다. 슈퍼맨이 좋아하는 영화 〈색계〉의 탕웨이처럼 지혜롭고 담력을 가진 팜므 파탈인 것 같다.

요리 중에 초선 두부가 있는데 일명 미꾸라지 두부라고 하기도 한다. 여기서 미꾸라지는 《삼국지》의 동탁을 가리킨다. 살아있는 미꾸라지와 연두부를 통째로 넣어서 양념과 함께 끓인다. 양념이 섞인 미꾸라지는 뜨거움을 참지 못하고 두부를 파고 속으로 들어가지만 결국 두부와 함께 삶아지는 운명이 되고 만다. 하얀 두부는 초선의 몸매를, 미꾸라지는 교활한 동탁의 운명을 보여 주는 요리라고 한다. 음식 남녀에 기초한 중국인의 생각을 잘 나타내며 남성 정력에 좋다고 알려진 음식이다.

오늘 슈퍼맨이 방문한 곳은 산시 보다남성병원이다. 항상 느끼지만 중국의 비뇨기과는 규모 면에서 상상을 초월한다. 7층 빌딩을 단독으로 사용하며 비뇨기과 전문의 7명이 진료하고 있었다. 이런 모습을 볼 때마다 참 부럽다. 병원을 한 바퀴 돌면서 의료진과 인사하고 바로 외래 진료를 들어갔다.

젊은 남성이 진찰실 문을 열고 들어왔다. 결혼한 지 4개월 된 28세 새신랑이었다. 연애 시절엔 만날 때마다 성관계를 할 정도로 사이가 좋았다. 하지만 결혼 후 날마다 이어지는 잔소리와 꾸중 때문인지 성관계를 하고 싶은 마음도 안 생겼고 발기 역시 잘되지 않았다. 아내에겐 솔직하게 말하지 못하고 피곤하다는 말로 성관계를 피하는 것도 하루 이틀이라 치료를 받고자 병원을 방문했다.

전후 사정을 들어 보니 심인성 발기부전이 의심되었다. 심인성 발기부전에는 여러 가지 원인과 그에 따른 치료가 있다. 원인은 우리가 생각하는 이상으로 다양하며, 개개인에 따라 다르게 나타난다.

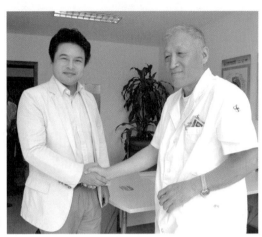

산시 보다남성병원의
의료진

## 1. 성적 자극 감소

파트너가 처음 만났을 때의 매력을 유지하지 못하고 뚱뚱해졌다든지, 나이가 들어 보인다든지, 지저분해졌다든지 등등 성적인 자극이 감소하는 경우에 발생한다.

## 2. 성행위 중 잔소리 또는 재촉

윤락 여성과 자주 성행위를 하는 경우에 많이 나타나는데 상대 여성이 성의도 보이지 않고 얼른 끝내고 내려오라고 재촉하다 보니 발생한다.

## 3. 불안감

성행위를 하다가 타인에게 들키거나, 찜질방에서 동성에게 추행당하거나, 단체 생활 중 변태적인 성관계를 당하는 경우에 발생한다.

## 4. 열등감

본인보다 능력이 뛰어난 아내나 연상녀를 만나는 경우, 성관계 시에
도 타이르는 듯한 태도를 보이거나 아랫사람 다루는 듯한 태도를 보일
때 나타난다.

## 5. 죄의식

어렸을 때 부모나 주변 어른들이 자위행위를 포함해서 성에 대한 관
심조차도 아주 나쁜 행동이라고 지적 또는 체벌을 받아온 경우에 발생
한다. 성인이 되어서도 지나친 자위행위나 성적 호기심을 죄의식으로
받아들여 심인성 발기부전에 빠지는 경우가 발생한다.

## 6. 공포감

성관계 중 파트너가 과도한 반응으로 통증을 호소하는 경우나 본인
의 지병으로 인해 성관계 중 복상사하지 않을까 걱정하는 경우, 야외에
서 성관계를 하다가 주변 동물이나 사람에 의해 위협을 받는 경우, 위
험한 장소에서 무리한 성행위 등 여러 가지 형태의 공포감이 발기부전
을 초래한다.

발기가 되려면 먼저 성적으로 흥분해야 한다. 그런데 여러 가지 상황
에 따라서 심리적으로 위축되다 보면 자극이 없어지면서 기질적인 문

제 없이 심인성 발기부전이 초래된다.

심인성 발기부전의 치료는 비아그라 등 발기부전 치료제를 복용해서 발기의 시작에 대한 걱정을 없애고 지속력을 유지시킴으로써 성관계를 마무리하게 하는 것이다. 성공적인 성관계를 계속 경험하다 보면 자신감을 얻어 약물을 서서히 감량하게 되면, 추후에는 약물 없이도 성관계가 가능해진다. 치료의 목표는 성관계에 자신감을 갖게 해서 다음에는 약물 없이 가능하도록 하는 것이다.

이 젊은 환자는 남성 호르몬과 기타 대사 질환에 대한 검사를 시행하고, 발기부전 치료제를 매일 복용하도록 하기로 했다. 이 병원은 아직 자가발기주사 치료가 도입되지 않은 곳이었다. 경구용 약물 금기사항인 심장약 등을 복용하거나 약물 부작용이 심한 경우에는 자가발기주사를 이용해서 치료한다. 발기부전 치료제를 써도 효과가 없거나, 약에 부작용이 있거나 심장질환 등으로 인해 약물을 복용하지 못하는 경우에는 발기 유발제인 주사 치료를 시행한다.

심인성 발기부전은 완전히 발기가 잘되다가도 특정한 상황에서는 발기 유지가 되지 않아 만족스러운 성관계를 못 하는 경우다. 아내에게는 발기가 되지 않지만 다른 여성에게는 발기가 잘되는지, 또는 그 반대인지 파악하는 것이 매우 중요하다. 비뇨기과 치료를 해서 성공적으로 성관계를 하고 나면 자신감을 찾아서 추후에는 약물의 도움 없이 만족스러운 성관계를 할 수 있게 된다. 하지만 치료하지 않고 방치하면 우울증과 기질적인 발기부전에 빠질 수 있으므로 초기에 적극적인 치료와 상담이 필요하다.

# 발기부전 치료에 좋은 음식 10가지

### 1. 상추

질산염이 풍부해서 혈관 내피 보호기능과 혈관확장 작용을 한다. 알킬로이드 성분이 들어 있어 신경안정 작용을 하며 불면증 개선에 효과적이다. 점심 식사 때 상추를 먹고 나면 졸음이 쏟아지는 이유가 바로 여기에 있다. 조선 시대에는 정력에 좋다고 하여 양반들이 많이 먹었다고 한다.

### 2. 양파

매운맛을 내는 알리신을 함유하고 있다. 항산화 작용을 하며 혈중 콜레스테롤 수치를 낮춰 준다.

### 3. 당근

비타민 A의 황제다. 질산염은 면역력을 높이고 고혈압과 동맥경화를 예방한다. 베타카로틴은 강력한 항산화 작용과 혈관내피 보호 그리고 세포 독성 제거 기능을 한다.

### 4. 토마토

라이코펜이 풍부하다. 장기적인 섭취 시 정액 내에 라이코펜 수치가 증가해 정자왕이 될 수 있다.

### 5. 가지

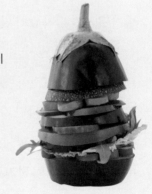

안토시아닌[플라보노이드]이 풍부하다. 항암 효과가 있고 콜레스테롤 수치를 낮춰 주어서 고혈압과 동맥 경화를 예방한다.

### 6. 식초

카테킨이 풍부하다. 비만을 방지하고 빈혈을 개선하며 뼈를 강하게 해 준다.

### 7. 포도

레스베라트롤[비플라보노이드]이 풍부하다. 항산화와 항암 그리고 항염 작용을 한다.

### 8. 마늘

황이 풍부하다. 항염, 항암, 혈관내피기능 개선, 지질 개선 그리고 항혈전 효과가 있다.

### 9. 굴

아연이 풍부하다. 남성 호르몬 합성과 분비를 촉진한다.

### 10. 오메가 3

혈액 순환과 항혈전 작용을 한다.

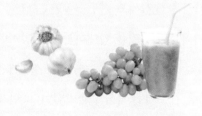

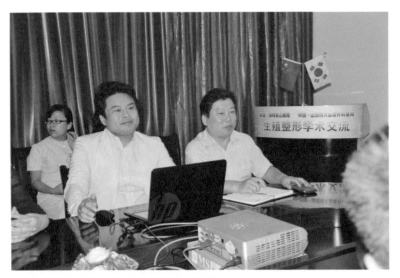

줄기세포(성장인자, CD+34)를 이용한 남성확대술 강의 중

오후에는 한중 비뇨외과 기술협력식을 진행했다. 오늘의 강의는 줄기세포를 이용한 성기 확대술이었다. 슈퍼맨은 하버드대에서 개발한 MIRA 줄기세포의 HARVIST 한국지점 비뇨기과 Key Doctor다. MIRA 줄기세포를 이용한 성기 확대를 시행함으로써 기존의 지방 생존율이 50%에서 78%로 향상된 결과를 줄기세포학회에 발표했고 학회지에 논문을 게재했다.

이것은 줄기세포 전구물질인 CD+34 성장인자를 혼합하여 자가지방 이식으로 성기를 확대하는 수술법이다. 기존의 자가지방 이식술의 단점인 이식한 지방 흡수율을 현저하게 줄임으로써 재수술하는 번거로움을 감소시킨 최신 수술방법이다. 현재는 MIRA 줄기세포를 이용한 발기세포 활성화 방안에 대한 연구를 진행하고 있다. 강의 후에는 이곳

병원 식구들과 성대한 환영식을 거행했다.

다음 날은 이곳에서 가장 큰 면 요리전문점에 가기로 했다. 미리부터 설레기 시작했다. 왜냐하면 세계의 국수가 중국에서 시작된 데다 중국의 국수 역사가 바로 산시에서 쓰였기 때문이다. 그 역사적인 현장에서 직접 눈으로 보고 맛을 본다는 것은 대단한 경험이다. 산시성山西省의 연평균 강수량은 600mm 이하로 적기다. 그래서 이 지역에서는 쌀농사보다는 밀, 수수 농사를 많이 지었고 이것들을 이용한 국수 문화가 빨리 발달했다. 또한, 산시성은 중국의 최대 석탄 매장지역으로 풍부한 석탄을 이용해서 뜨거운 불을 사용할 수 있었기에 국수 요리가 더욱 발달했다. 오늘 방문한 곳은 산시회관이었는데 산시성에서 가장 큰 전문 국수요리점이라고 했다. 무려 380가지의 국수 요리를 만들고 있다니 놀라울 뿐이었다.

식당에 들어서니 곧 커다란 방에서 우리만을 위한 공연이 펼쳐졌다. 어깨에 올린 커다란 반죽을 철편으로 쓱쓱 베어내는 장면을 보여 주는데, 이것은 중국의 4대 국수 중 하나인 다오샤오미엔刀削面(도삭면)이다. 오늘은 외발자전거에 특수 제작한 반죽을 머리에 쓰고 면발을 만드는 쇼를 보여 주었다. 밀가루 통 반죽을 올리고 얇은 철판을 이용해 면을 만들어내는데, 일반적인 부엌칼을 쓰지 않는 데는 이유가 있다고 한다.

그 이유는 칭기즈 칸이 중원을 통일하여 원 제국을 건설한 때로 올라

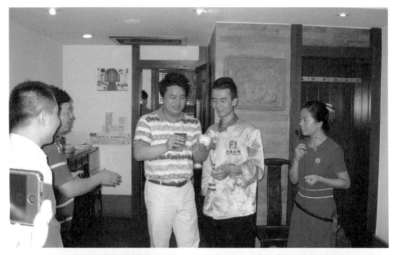

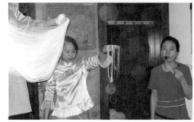
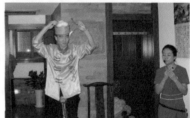

여러 가지 국수를 만드는 모습

간다. 만주족은 한인漢人들의 반란을 통제하기 위해 모든 백성의 금속
도구를 몰수했고, 그 결과 그 흔한 부엌칼도 열 세대에 하나꼴로만 남
기고 쓰게 되었다. 그 칼도 식사 시간을 제외하고는 마을 공동보관소에
보관했는데, 하루는 이 동네의 한 부인이 국수를 무척 먹고 싶었다. 그
래서 남편이 칼을 빌리러 관청에 갔는데 이미 문을 닫아 빌릴 수가 없었
다. 빈손으로 돌아온 남편을 보고 부인은 실망했다. 이에 남편은 칼로
자를 수 없다면 쇠붙이로 반죽을 베어 국수를 만들면 되지 않느냐며 얇

은 철판으로 반죽을 베어나갔다. 이러한 방법으로 탄생한 국수가 원나라 때 널리 알려졌고, 칼 없이도 국수를 만들 수 있다는 것에서 지금의 다오샤오미엔이 탄생했다. 슈퍼맨도 나서서 반죽을 한 손에 들고 철판으로 멋지게 베어 봤지만 보기와 달리 엄청 어려웠다.

젓가락으로 찢어서 만드는 면, 칼국수처럼 칼로 탕탕 잘라서 만드는 면은 물론이고 얼마나 가늘게 면을 뽑는지 국수 가닥에 불을 붙여 타들어가는 쇼도 보여 주었다. 그리고 생일날 꼭 먹는다는 면발을 길게 한 가닥으로 뽑아내는 이껀미엔一根麵, 즉 장수미엔長壽麵을 만들어 주었다. 장수를 기원하는 이껀미엔을 먹으면서 이곳 남성병원과 비뇨기과 협력관계가 영원하기를 기원했다.

슈퍼맨은 기다란 것만 국수인 줄 알았더니 국수를 만드는 면의 재료, 국수 면발을 잘라내는 도구의 종류, 국수에 들어가는 소스, 이 소스를 만드는 방법에 따라 국수 종류가 400여 가지에 달한다고 한다. 처음에는 의아했던 400종류의 국수를 이렇게 눈으로 보니 이해가 되었다.

전 세계 국수의 시초이며 이탈리아 스파게티의 원조인 중국의 국수 종류는 실제로 2,000가지 가 넘는다고 한다.

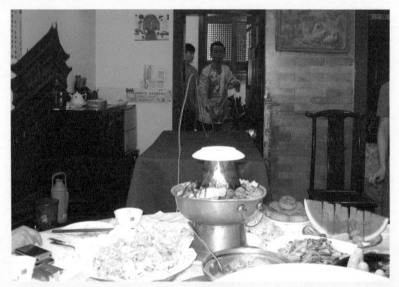

생일날 먹는 이껀미엔(장수미엔)

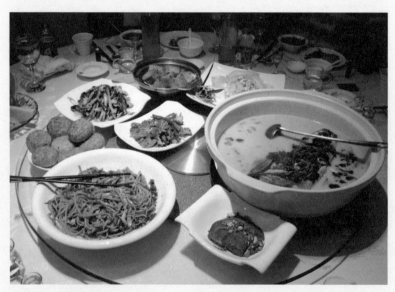

다양한 국수 종류(400여 가지)

# 중국 5대 국수

### 1. 우한(武汉) 열간미엔(热干面)

우한에서 아침 식사로 많이 먹는 뜨겁고(热) 마른(干) 비빔국수인데, 우연의 일치로 만들어졌다고 한다. 무한의 장제구에서 탕과 면 장사를 하는 이포(李包)라는 사람이 있었다. 그는 중국의 4대 화로로 불릴 만큼 뜨거운 이곳 여름 날씨에 면이 상할까 봐 장사하고 남은 면을 삶았다. 하루는 삶은 면을 건져 내다가 실수로 참기름 통에 빠뜨렸는데, 다시 이 면을 건져서 집으로 돌아갔다. 야식이 생각난 가족들은 이 면을 다시 삶아서 깨, 땅콩 그리고 오향장채의 양념으로 비벼 먹었는데 너무나 맛이 있었다. 다음 날 바로 판매를 시작했는데 이름도 없는 이 국수가 날개 돋친 듯이 팔렸다고 한다. 땅콩소스, 참깨소스 그리고 참기름이 어우러져 고소한 맛이 확 올라오며, 여기에 간장의 짬짬함과 야채가 어우러져 느끼한 뒤 끝을 잡아 준다. 우한 사람들은 날씨가 너무 더워서 탕보다는 비빔면을 좋아한다.

### 2. 쓰촨(四川) 딴딴미엔(担担面)

쓰촨성 요리에서 유래한 딴딴면은 땅콩기름, 고춧가루 등의 양념과 볶은 돼지고기 및 파 고명을 얹어 먹는 음식으로 매콤한 맛과 땅콩기름 특유의 고소한 맛이 어우러진 음식이다. 사천성 특유의 매운맛이 특징이다. 딴딴미엔의 '딴'은 짊어진다는 의미로 어깨에 메고 길거리에서 팔았던 것이라고 한다. 지금은 식당에서 주문하기 때문에 돼지고기 육수를 고아서 부어 먹는 탕으로 많이 변형되었다. 슈퍼맨이 먹어본 바로는 한 끼 식사로 먹기에는 금방 배가 고파서 간식으로 먹는 게 좋을 듯하다.

### 3. 항저우(杭州) 피엔얼촨미엔(편아천면, 片儿川面)

서호에 가면 아침국수를 먹기 위해 기다란 줄이 늘어선 곳이 있다. 1867년 개업해서 150년이 된 규원관(奎元馆)이라는 음식점이다. 이 면은 이곳에서 처음 만들어진 국수로 죽순이 들어 있는 게 특징이다. 설채라는 겨자 잎 비슷한 갓으로 만든 절인 야채를 돼지고기와 함께 잘게 썰어서 만든 것으로, 돼지고기의 느끼함을 잡아주며 죽순의 담백한 맛이 어우러진다. 탕과 비빔면 두 가지 종류가 있다. 슈퍼맨은 항상 탕 먼저 먹고 비빔면으로 마무리한다. 이곳에는 그 외에도 새우 자장면, 미꾸라지 볶음국수 등 다양한 종류의 면이 있는데 향이 강한 것이 많아서 잘 판단해서 주문하는 게 좋다.

### 4. 란주(兰州) 라미엔(兰州拉面)

간쑤성 란주 지역의 시원한 소고기 육수에 참기름, 고추, 무 등으로 맛을 낸 탕이다. 길게 잡아 늘인 국수가 이색적인데 일본 라면의 원형이 되었다고 한다. 청나라 건륭제 시기에 한 주방장이 시작했다고 하니 벌써 200년이 넘었다. 슈퍼맨이 맛을 보았는데 진한 쇠고기 육수 맛이 면의 곳곳에 배어 있으면서 면이 부드러웠다. 중국에서 라면이라고 하면 수타면을 뜻한다. 우리나라에서 짜장면이나 짬뽕을 먹으면 면발에 양념이 배지 않고 잘 씹히지도 않아 소화불량이 많이 오는데, 그 이유는 수타면이 아니라 기계로 면발을 뽑아내기 때문이라고 한다. 우리의 수타면 전통요리집이 사라져 가는 것이 아쉽기만 하다.

### 5. 베이징(北京) 자장미엔(炸酱面)

간장 간이 들어 짠맛을 내는 발효 된장과 돼지고기를 볶은 걸쭉한 소스와 여러 야채를 취향에 따라 골라서 같이 먹는 밀국수다. 먹는 방식은 집에서 오이 등 여러 야채를 준비해서 끓이는 짜파게티와 비슷하다. 국내에서 먹는 짜장면은 산둥지역 화교들이 원조이며 초콜릿을 함께 넣어서 달달한 맛으로 변형한 것이라 원조 자장면 맛과는 상당한 차이가 난다. 그래서 어떤 사람들은 비싼 돈 주고 맛없게 먹었다고 하기도 한다. 외국 여행을 갈 때 고추장과 김치를 꼭 챙겨 가는 슈퍼맨의 친구가 있는데, 이는 뷔페에 가면서 도시락을 따로 챙기는 것과 같다. 그런 고정관념을 탈피해서 현지 음식을 즐기는 것이 좋지 않을까 생각해 본다.

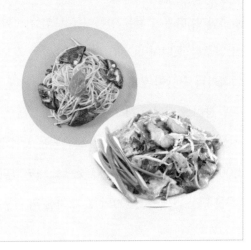

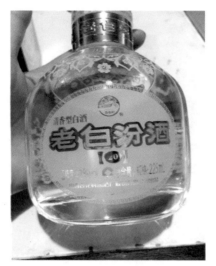
타이위엔의 명주, 펀주

오늘의 술은 두말할 것도 없이 펀주汾酒다. 중국의 술은 농향, 장향, 청향, 미향, 복합향浓,酱,清,米,复合의 다섯 가지로 구분하는데 이 술은 청향형 백주清香型白酒의 대표 격이다. 그렇게 독하지도 않고 순수함을 추구한다. 다른 술들은 아름다운 부인들이 화장한 것처럼 느껴지지만, 이 펀주는 소녀처럼 정결하고 순수함을 갖고 있다고 보면 된다. 한잔 들이키니 술맛이 부드러우며 감칠맛이 난다. 맛을 음미한 후에는 감미로운 향이 오래가는 게 마음에 들었다.

산시성 싱화춘杏花村에서 생산되는 펀주는 발굴된 유물에 의하면 4,000년의 양조 역사를 지닌 것으로 나타났다. 총 세 번의 호황기가 있었는데, 첫 번째는 1,500년 전 '행화촌'의 펀주가 궁궐의 전용 술로 자리

잡았던 남북조 시기다.

두 번째는 당나라 및 청나라 시기다. 시인 두보도 여기서 술을 즐겼다고 하며, 펀주 술병에는 다음과 같은 시가 적혀 있다.

청명을 맞이하여 봄비 부슬부슬 내리고 清明時節雨紛紛

산허리 오르는 나그네 마음을 흔드는데 路上行人欲斷魂

주막이 어디메뇨? 물으니 借問酒家何處有

목동이 손짓하여 저기 행화촌을 가리킨다 牧童遙指杏花村

세 번째는 1952년부터 열린 다섯 번의 국가급 주류품평회에서 모두 명주로 선정된 일이다. 특히 황허黃河 이북에서 생산되는 유일한 명주이기도 하다. 잔이 거듭될수록 향이 진해지고 목넘김이 깔끔하다. 이상하리만큼 속이 타는 갈증을 해소해 주기도 한다.

《삼국지》에 천하의 세력은 "분열이 오래되면 합쳐지고合久必分, 합친 지 오래되면 반드시 분열된다分久必合."라는 말이 있다. 오늘 이 술의 건배사는 "술을 마신다면 반드시 펀주를喝酒必汾, 펀주는 반드시 마셔야 한다汾酒必喝." 였다.

역시 이 건배사와 함께 잔을 비우고 나서 이껀미엔一根麵을 먹으니 오늘 모인 병원 관계자와 사이에 마치 도원결의한 유비, 관우 그리고 장비처럼 뜨거운 형제의 피가 흐르는 것 같았다.

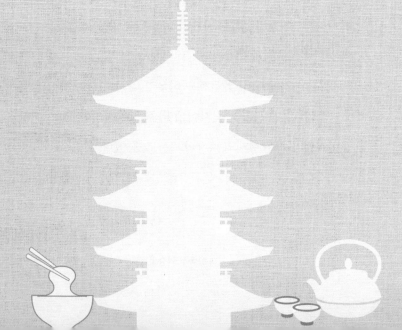

제6장

# 중국 최대의 석유생산지,
# 천연자원 개발 계획 도시 다칭

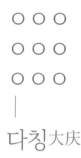

# 다칭大庆

오늘은 다칭大庆을 가기 위해 하얼빈행 비행기에 올라탔다. 슈퍼맨의 중국 형인 구어 위엔장이 병원을 증축했다고 해서 축하하러 가는 길이다.

올해 중국에서는 제2차 세계대전 승리 70주년을 맞이해 2009년 건국 60주년 기념식 이래로 가장 큰 경축행사가 열렸다. 10년 만에 하는 이 행사는 다칭大庆이라 하고, 5년 만에 하는 행사는 샤오칭小庆이라고 한다. 신중국이 건립되고 10년 만에 경축행사가 열리는 건국일 바로 전날인 1959년 9월 26일 중국 최초로 큰 유전이 발견되어 채굴에 성공했다. 그러자 정부에서는 석유와 가스 채굴 작업을 하는 노동자들의 거주지를 제공하고 이 천연자원을 활용하는 산업을 유치하기 위해 이곳에 계획도시를 세웠다. 그리고 도시의 이름을 안다安達에서 다칭大庆으로 개명했다. 이곳 다칭유전大庆油田은 중국에서 가장 큰 유전이자 세계에서 네 번째로 석유를 많이 생산하는 유전이다.

구어 위엔장을 만난 것은 벌써 수년 전의 일이다. 우리의 인연은 그가 슈퍼맨이 대표로 있는 맨앤모델아카데미로 연수를 오면서 시작됐다. 키도 크고 짧은 머리에 덩치가 있어서 첫인상은 의사보다는 힘깨나 쓰는 주먹으로 보였다. 그는 본원에서 지방이식을 이용한 성기확대술 아카데미를 수료했다. 보통 지방이식을 할 경우 흡수율이 높아 환자의 만족도가 떨어지는 단점이 있다. 이 흡수율을 줄이기 위해서는 특별한 방법이 요구된다. 슈퍼맨은 구어 위엔장에게 지방 채취 시 지방 세포에 손상이 가지 않도록 하는 방법과 순수 지방 세포만을 추출하기 위해 원심 분리하는 방법 그리고 잘 생착할 수 있도록 이식하는 슈퍼맨은 구어 위엔장에게 노하우를 전수해 주었다.

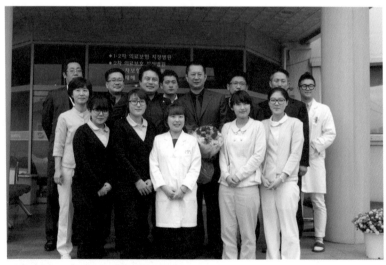

한국을 방문한 구어위엔장과 맨앤모델아카데미에서

숙소는 히딩크 호텔로 정했다. 월드컵 4강 신화가 이루어진 곳으로 이것을 기념하기 위해 히딩크 감독이 자신의 이름을 쓰게 허락한, 세계에 하나밖에 없는 호텔이다. 이곳은 정율성 선생의 본가가 있는 곳이기도 하다. 실제로 중국 사람에게 물어보면 정율성 선생을 모르는 사람이 없다. 약 10억의 중국인이 그가 작곡한 노래를 최소 1곡 이상 알고 있다고 한다. 정율성 선생은 중국 3대 음악가이며 2009년 건국 60주년 때 신중국 창건 100인 영웅에 선정됐다. 일생 동안 서정 가곡을 포함해 군가, 합창, 동요, 영화음악 그리고 오페라 음악을 포함해 360여 곡을 남겼다.

정율성 선생의 친조카인 정찬구 회장은 히딩크 호텔의 대표이며, 중국에서 1년에 한 번씩 열리는 정율성 음악제에 한국 사절단을 이끌고 한중외교에 힘을 쏟는 분이기도 하다.

그 후 슈퍼맨은 구어 위엔장하고 술 한잔하러 다롄에서 기차를 타고 선양을 거쳐 다칭에 놀러 간 적이 있었다. 그때가 12월 초였는데 그렇게 추운 곳인 줄 알았으면 놀러 올 계획도 안 잡았을 것이다. 구어 위엔장이 찬 바람을 조금만 쐬어도 얼굴에 동상이 걸리는 온도가 영하 25도라고 전해 주었다. 온 도시가 꽁꽁 얼어 있었고 걸어 다니는 사람을 구경하기도 힘들었다. 1월에 혹한이 찾아오면 영하 50도 밑으로 떨어지기도 하며, 영하 40도 밑으로 떨어지는 것도 일상이라고 한다.

중국의 면적은 9,596,960km²로 유럽의 전체 면적과 비슷하다. 동경 73°~135°, 북위 23°~53° 사이에 위치한다. 땅덩어리가 워낙 크기 때문에 지역에 따라 기후도 다르다. 다칭에서 기차를 타고 가는데 오후 3

시가 되니 벌써 어두워졌다. 옆에 있는 정철남에게 물어보니 이곳 사람들은 이 시간에 퇴근하는 대신 새벽에 일상생활을 시작한다고 한다. 중국의 가장 북쪽인 이곳 흑룡강성의 1월 평균 기온은 영하 15도이고, 가장 남쪽인 해남도의 1월 평균 기온은 영상 20도라고 한다. 같은 나라 안에서 평균 기온이 35도나 차이가 나니 얼마나 큰 나라인지 상상이 간다.

한중 협력식을 하고 조루 배부신경 차단술을 지도했다. 말초신경이 예민해서 성관계 시 피스톤 운동 몇 번 만에 사정하는 것을 치료하는 수술이 배부신경 차단술이다.

음경에는 몸통과 귀두의 감각을 지배하는 배부신경이 있다. 포경 수술 라인을 따라 절개하고, 음경의 근막 하방 부위까지 박리한 후 배부신경 2~6개 정도를 선택적으로 절제한다. 이때 환자의 조루 경중, 배부신경의 가닥 수와 두께 그리고 발기력에 따라 몇 개를 차단할 것인가를 결정하는 노하우가 필요하다. 신경을 너무 많이 절제하면 삽입한 느낌조차 오지 않는 부작용이 생기므로 주의를 요한다.

# 조루

조루는 발생 원인에 따라 다섯 가지로 구분한다.

### 1. 가짜 조루

규칙적인 성생활을 하지 않을 때 오는 경우다. 조루 시술을 받고 난 후 3개월 뒤에 내원해서 '아무 효과도 없다고 하는 경우가 있는데, 상담을 진행해 보면 한 달에 1~2회 정도 성관계를 했다고 한다. 1주에 2~3회는 꾸준히 해 줘야 하는데 말이다. 쉽게 말하면 변강쇠도 어쩌다가 한 번 하면 참지 못하고 빨리 사정할 수밖에 없다. 1주일에 2회 정도 꾸준히 성관계를 해야 하고, 어쩌다가 한 번 하는 성관계에 의한 조루는 진성 조루가 아니므로 고민하지 말아야 한다.

### 2. 말초신경성 조루

귀두 및 음경 몸통의 감각신경이 너무 예민해서 여성의 질 속에서 피스톤 운동을 몇 번만 해도 참지 못하고 사정하는 경우다. 접즉출(接卽出)은 말초신경성 조루의 가장 심각한 유형으로, 여자의 질에 대기만 해도 사정한다. 이렇듯 예민한 말초신경을 둔하게 하기 위해 마취제가 포함된 연고나 스프레이 도포, 조루 주사술 그리고 조루 신경 차단술 등을 활용한다.

### 3. 중추신경성 조루

대뇌신경의 성감이 너무 예민한 나머지 보고 듣는 것만으로 흥분해서 빨리 사정하는 경우다. 망즉출(望卽出)은 중추성 조루 중에서도 가장 심각한 유형으로, 여성의 질에 삽입하기도 전에 여성을 보기만 해도 사정하는 경우다. 이런 경우에는 과민한 중추신경을 둔하게 하는 약물치료를 활용한다.

슈퍼맨비뇨기과 윤종선 원장의 중국 역사, 문화, 사람 이야기 | 다칭大庆

### 4. 사정폐쇄근성 조루

성관계를 하면 일정 시간 동안 사정관을 막는 폐쇄근이 굳게 잠겨 있어야 하는데 쉽게 이완이 되는 경우다. 과도한 자위행위나 허약한 신체 등이 원인이 된다. 이를 치료하려면 사정폐쇄근을 강화하는 케겔운동이나 골반저근을 강화하는 스쿼트와 같은 하체운동을 해야 한다.

### 5. 복합성 조루

상기 두 가지 이상의 유형이 복합적으로 작용해서 조루가 나타나는 경우다. 조루는 어느 한 가지 원인으로 오는 경우보다는 복합적으로 오는 경우가 많다. 정확한 비뇨기과적 검사를 통해 원인을 찾은 후 그에 맞는 치료를 해야 한다.

조루는 성기능장애를 갖고 있는 남자의 70%에서 나타나는 가장 흔한 병이다. 사춘기 이후의 모든 연령층에 골고루 나타나며 육체적, 정신적으로 무척 건강한 남성에게도 나타난다. 방치하면 심한 정서장애와 대인관계 기피를 겪게 되며, 행복한 결혼생활을 파괴할 수도 있다. 발기와 조루는 비뇨기과적으로 서로 다른 생리학 기전에 의해 발생하는 별개의 성기능임을 인식하고 조기에 적절한 치료를 받아야 한다.

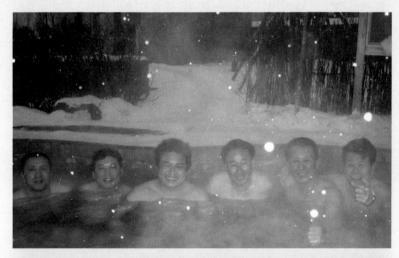

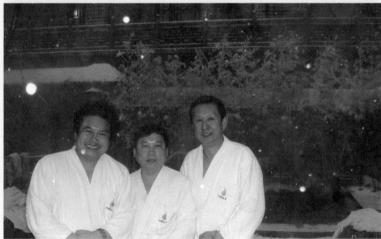

영하 30도에 간 중국 10대 온천

구어 위엔장이 눈이 펑펑 내리는 날 겨울 정취를 만끽하게 해 준다면서 날 데리고 간 곳이 다칭온천이다. 이곳은 중국 10대 온천 중 하나인데, 도착해서 보니 엄청난 규모로 잠실운동장보다 더 컸다. 실내의 닥터피시가 있는 곳과 야외 온천장에 갈 때는 해병대 동계훈련 때의 비장한 각오로 나서야 했다. 구어 위엔장은 사진 찍는 것을 정말 좋아한다. 온천탕 안에 있어도 얼 정도로 추운데 어김없이 그 취미를 버리지 못했다. 사진 찍자고 해서 탕 밖으로 나왔는데 얼마나 춥던지. 덜덜덜 떨면서 웃는 얼굴로 포즈를 잡았던 기억은 평생 잊지 못할 추억으로 남았다.

다음 날에는 다칭계획전시관에 갔다. 막상 도착해 보니 월요일은 관람불가라고 했다. 그런데 한국에서 특별히 방문한 손님이라고 부탁해

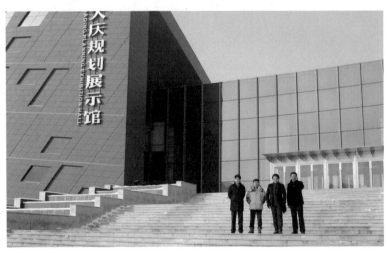

다칭계획전시관의 전경

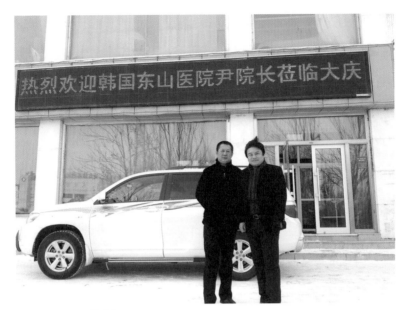

다칭 구어 위엔장의 병원 전경

서 우리 일행만 관람할 수 있는 특혜를 받았다. 다칭시 거주환경의 변화 모습, 다칭시를 개발한 위대한 인물의 업적 그리고 향후 유전이 고갈될 것에 대비해서 관광도시로 변신하기 위한 개발계획들이 전시되어 있었다. 국제공항 건설과 서울, 제주, 부산으로 가는 직항노선 계획도 눈에 들어왔다. 얼른 개발되어 편하게 오갈 수 있었으면 하는 바람이다. 현재는 직항이 없어서 하얼빈 공항을 이용해야 한다. 현재 다칭은 녹색화학도시, 천연호수가 많은 도시, 북국 온천의 고향이다. 인구가 유입되고 도시가 팽창하며 발전하고 있어서 그야말로 중국석유화학 공업의 메카로서 약진을 거듭하고 있다.

1년 뒤 구어 위엔장의 개업 20주년 행사 때문에 하얼빈 공항에 도착하니 낯익은 중국 여동생들이 20인승 버스를 대절해서 기다리고 있었다. 이 미녀들도 슈퍼맨의 아카데미에서 간단한 미용시술을 수료한 친구들이라 엄청 반가웠다. 이곳 하얼빈에서 다칭까지는 고속도로로 두 시간 걸린다. 멀리 커터우지礦头机가 보였다. 다칭에 도착한 것이다. 석유를 뽑아내는 기계인 커터우지는 다칭시 전역에서 볼 수 있다. 이곳이 석유도시라는 사실을 새삼 느낄 수 있는 이색적인 풍경이다.

　호텔 행사장에 도착하니, 작년에 다칭온천에 같이 갔던 중국 친구들과 구어 위엔장이 성대하게 우리를 맞이해 주었다. 수백 명을 초대하는 20주년 행사를 통해 중국의 부와 성장을 느끼고 부러워하면서 스스로를 자극하는 계기로 삼았다.

　구어 위엔장의 병원은 1층부터 3층까지 민망할 정도로 슈퍼맨의 사진으로 도배가 되어 있다. 오후에는 구주 남성병원을 방문했다. 병원을 1층부터 5층까지 둘러보고 한국의 조루치료법에 대한 강의를 하고, 조루 주사술에 대한 수술지도를 했다. 말초신경이 예민해서 성관계 시 피스톤 운동 몇 번 만에 사정을 하는 경우에 주사를 통해 치료하는 것이 조루 주사술이다. 수술에 대한 공포증 또는 거부감이 있는 경우와 45세 이상 환자에서 발기부전 가능성이 있는 경우에 배부신경 차단수술의 대안으로 실시한다.

# 조루 극복 7단계 자가훈련법

### 1단계 - 자기세뇌

"나는 섹스에 강한 남자야! 이 정도 자극은 이제 시작일 뿐이야!"

"질 속에 들어가도 아무렇지도 않아! 피스톤 운동은 조깅하는 것과 같아!"

"오늘은 땀에 흠뻑 젖을 때쯤 돼야 사정할 거야!"

자기세뇌와 자기암시는 필수적인 요소다. 평상시에 마음속에 새겨 두고 행동으로 옮겨야 한다

### 2단계 - 골반운동

골반 근육을 강화하고 지구력을 키우기 위해 하체 운동을 시작한다. 하체 운동을 할 시간 여유가 없거나 운동 자체를 싫어하는 사람은 골반 저근을 키우기 위해 케겔운동을 한다. 전통적인 케겔운동은 자세를 잡고 유지하는 동작이 복잡해서 3일 이상 꾸준히 하기 힘들다. 그래서 간편 케겔운동을 권한다.

간편 케겔운동은 앉아서 일할 때, 지하철에서 서 있을 때, TV를 본다든지 휴식하는 동안, 차나 술 마실 때, 누워서 있을 때 등등 아무 자세에서나 가능하다. 방법은 항문괄약근을 3초간 서서히 조여 주고 다음 5초간 서서히 이완시켜 준다. 이 동작을 열 번 하는 것을 1세트로 하루에 5세트를 한다. 아침에 일어나기 전에 누워서 1세트, 출근길에 1세트, 오후 일하는 중에 1세트, 저녁 휴식 중에 1세트 그리고 자기 전에 누워서 1세트를 하면 된다.

### 3단계 - 귀두단련법

매일 샤워할 때마다 때밀이 수건으로 귀두를 세게 밀어준다. 중동에서는 어렸을 때부터 소변 보고 나서 모래로 귀두를 닦아줘서 조루가 없다는 이야기도 있다. 상

처만 줄 뿐이고 별 효과가 없다고 말이 많지만, 귀두단련법을 꾸준히 하다 보면 말
초신경이 둔해지면서 조루예방 효과가 있다.

## 4단계 – 사정 참는 법

절정의 쾌감 상태에서 사정하지 않는 방법이다. 흥분을 1~10점으로 세분하고, 자
위행위를 해서 흥분이 6점이 되면 감속한다. 흥분이 3점 정도로 가라앉으면 다시
7점이 될 때까지 가속한다. 다시 감속해 흥분을 5점 수준으로 2분 정도 유지한다.
다시 가속해 9점의 흥분 상태에 도달하면 이때 사정한다. 5분 동안 사정하지 않고
흥분 상태를 유지하면 조루예방 효과가 나타난다. 이 방법을 통해 자가치료도 가
능하지만 피나는 노력과 시간이 필요하다. 파트너의 도움이 있다면 성공할 확률이
높아진다.

## 5단계 – 쥐어잡기법

이 방법은 실제 성행위를 하면서 음경의 사정 과민성을 둔화하는 방법이다. 성행
위를 하면서 사정감이 들면 피스톤 운동을 멈추고 음경을 빼낸 후 엄지와 검지를
이용해 귀두 후방 부위와 요도 부위를 꽉 쥐어 잡아 준다. 이렇게 사정감을 없앤
후에 다시 피스톤 운동을 시작한다.

## 6단계 – 정신산만법

정신을 산만하게 하는 방법이다. 구구단을 외우거나 1부터 숫자를 센다. 시각적인
자극을 줄이기 위해 눈을 감는다. 사정감이 오면 본인 엉덩이를 때린다든지 살을

꼬집어준다. 이런 효과를 극대화하기 위해서 조루 약을 성관계 3시간 전에 복용한다. 그러면 상황을 덜 예민하게 받아들일 수 있다.

## 7단계 - 가위 자세

정상위 체위는 남성의 움직임이 많아서 조루 환자의 경우 흥분하면 자제력을 잃을 수 있어서 권하지 않는다. 여성 상위 체위는 남성이 스스로 성행위를 제어할 수 없어서 파트너와 조루를 치료하는 데 협조하기로 되어 있지 않은 상태에서는 사정을 참을 수 없는 자세라 권하지 않는다. 가장 이상적인 자세는 측면위 가위 자세다. 여자는 반듯이 눕고 남자가 바로 옆으로 누워서 여성의 다리를 올리면서 접근한다. 이 자세에서는 남성의 움직임이 최소화되면서 지그시 눌러서 돌리는 동작을 할 수 있다. 즉, 피스톤 운동처럼 자극과 흥분을 일으키는 동작을 줄이고 돌리는 운동으로 대체할 수 있다. 서로 마주 보지 않기 때문에 중간중간 행위를 멈추고 잠시 기다리는 시간을 가질 수 있는 장점이 있다.

결론적으로 조루증의 가장 이상적인 치료는 사정 시간을 마음대로 조절할 수 있는 자제력을 키우는 것이다. 조루의 자가치료는 피나는 노력과 시간을 필요로 한다. 땀 흘리면서 끝내는 위대한 순간이 올 때까지 최선을 다해야 한다.

병원관계자 및 사업하는 조선족 동포들과 함께 식사 장소로 발걸음
도 가볍게 이동했다. 오늘은 주룽 남성병원장이 슈퍼맨에게 음식 주문
을 권했다. 중국 음식 주문은 굉장히 까다롭지만, 중국문화 사부이신
한 교수님께 배운 것과 그간의 중국 방문으로 얻은 자신감으로 주문을
하기 시작했다. 중국 북방 지역에서는 손님을 접대할 때 요리 개수를
짝수로 정한다.

이 요리의 숫자는 탕, 소채, 주식을 제외한 숫자다. 즉, 찬 음식과 따
뜻한 음식을 합친 숫자가 짝수가 되도록 한다.

사량사열四凉四熱: 안주용 차가운 요리 4개, 따뜻한 요리 4개, 총 8개
육설육완六碟六碗: 안주용 요리 6개, 따뜻한 요리 6개, 총 12개
팔설팔완八碟八碗: 안주용 요리 8개, 따뜻한 요리 8개, 총 16개

중국 요리는 나오는 순서에 일정한 격식이 있기 때문에 주문할 때 잘
기억해야 한다. 먼저 차와 함께 먹도록 가벼운 소채小菜가 나오는데, 땅
콩이나 우리의 단무지 같은 자차이(약간 짠 반찬) 같은 음식이 나온다.

다음은 정식 요리의 시작으로 냉채冷菜라고 하는 차가운 음식 여러
개가 동시에 나온다. 따뜻한 음식을 준비하는 동안 나오는 것으로 맛이
깔끔한 술안주가 대부분이다. 술을 한 잔씩 마시면서 대화하다 보면 이
번에는 따뜻한 음식熱菜들이 하나씩 차례로 나온다. 술안주보다는 식
사를 위한 음식이다. 따뜻한 음식의 끝에는 생선 요리가 나온다. 이때
쯤 정식 요리가 끝나간다고 생각하면 되고, 주문할 때 생선 요리를 빠

뜨리면 안 된다. 생선은 중국어로 '魚' 인데, 여유롭다의 '餘'와 발음이 같아서 길함을 뜻하기 때문에 중국 정식 요리에서는 절대 빠지지 않는다. 생선을 먹는다는 것은 항상 풍족하기를 기원하는 것과 같다.

생선 요리 후에는 탕湯, 국물이 나온다. 탕이 나온 다음에는 밥 또는 국수나 만두 같은 주식을 다시 주문받는다. 북방 사람들은 주로 밀가루 음식을, 남방 사람들은 쌀밥을 먹는 경우가 많다. 슈퍼맨은 주식으로 청량면, 군만두 그리고 파인애플 볶음밥을 주문했다. 그 후로 후식이 나오면 중국 요리의 전 과정이 끝난다.

오늘의 술은 마오타이茅台, 중국의 국주國酒이자 건국 60주년 한정판이었다. 이 술은 저번 60주년 경축행사 때 중국 발전에서 다칭유전의 공을 잊지 못하며 1959년 6월 26일 채굴에 성공한 다칭유전과 다칭시를 항상 기억하기 위한 것이다. 석유를 채굴하며 개발할 때의 어려움을 극복하면서 얻게 된 다칭정신과 이때 석유채굴 주역으로 활동하면서 철인이라는 영웅 칭호를 받은 왕진시가 만들어낸 철인정신은 지금도 애국주의교육에 꼭 인용된다. 다칭시의 명칭을 만들어 준 건국 60주년 한정판 마오타이를 준비했다는 것은 이곳에서 손님 접대의 최고봉이라 할 수 있다.

마오타이주茅台는 생산지인 모태촌茅台村의 이름을 딴 것이다. 모태촌은 현재 모태진茅台镇으로 불리며 구이저우성 인촨현仁怀县 서북으로 15km 떨어진 적수하赤水河 강변에 위치하고 있다. 이곳에서는 2,000년 전부터 술을 제조했다. 《사기史记》에 의하면, 슈퍼맨이 가장 좋아하는 한나라 무제汉武帝가 건원 6년에 남월국으로 갈 때 이곳 시국

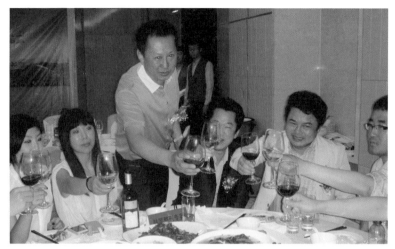
개업 20주년 행사에서 절친 이재선(슈퍼맨 왼쪽)과 함께 만찬

鰼国에서 만든 구장주蒟酱酒를 마셨다는 기록도 있다. 그때 "달콤한 그 술"이라며 칭찬했다고 한다.

원나라 송백인의《주소사酒小史》에는 이렇게 기록되어 있다. 서진갑 삼년(227) 진뢰가 일으킨 농민봉기 때 술 한 되와 물고기 한 되始用酒一斗、鱼一头로 병사를 모집한다고 쓰여 있는데, 이것으로 보아 그 당시에 이곳에서는 술 만드는 것이 보편화한 것으로 보인다.

명력 20년(1600년) 주명왕朱明王 때 번주播州의 토호 양익용杨应龙 토벌 때 군사가 20만 명에 달해 술 소비가 엄청나게 많아졌다. 그런데 번주에는 이들을 위한 술의 원료가 부족해서 다차 증류발효라는 기술多轮次发酵蒸馏取酒을 개발하게 되었다. 그리고 술의 발효 시 나타나는 전분의 함량을 이용해 부족한 재료인 수수高粱, 소맥小麦 등의 원료를 절약

했다고 한다. 그렇게 여러 번, 여러 차례, 발효증류多轮次掺沙发酵蒸烤시키는 모듬배합기술堆积工艺을 익히게 되었다. 그리고 고온에서 누룩을 만들고 누룩을 이용해 발효시키고 숙성시키는 마오타이주만의 특이한 제조방법을 만들게 된 것이다.

이 술은 중국을 대표하는 술이며 장향형에 속한다. 그 유명세 때문에 장향형이라는 말 대신에 술 이름을 따서 마오향이라고 부르기도 한다. 술의 빛깔은 맑고 투명하다. 입안에 넣으니 술 향기가 가득 차서 곧 부드럽고 섬세해진다. 알코올 도수가 높지만 목 넘김은 부드럽다. 오늘은 대취할 날인가 보다. 건국 60주년 기념 한정판 마오타이로 다칭의 구어형과의 관계가 영원할 것을 건배한 덕분에 지금도 1년에 꼭 한 번씩은 서울과 다칭을 방문하며 형제의 정을 쌓아가고 있다.

### 제7장

# 병자호란 조선인 포로의
# 아픈 사연을 간직한 선양

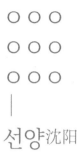

# 선양沈阳

한번은 중국인 제자인 후 주임이 혼자 집도하기에는 어려운 수술이 두 건 잡혔다고 도움을 요청해 와 급하게 청두成都로 비행기를 타고 넘어간 적이 있었다. 오전에 한 건을 끝내고, 점심은 한식당에 가서 불고기와 김치찌개 등을 먹고 나서 오후에 남은 수술을 마무리했다. 개운한 마음으로 나와 중국 친구들과 해산물 전문 요리점에서 쓰촨성의 명주인 랑주郎酒와 함께 즐거운 시간을 보냈다.

랑주는 후 주임이 함께 술자리를 할 때마다 항상 준비해 오고, 지난번에 한국에 왔을 때도 선물로 가져와서 자주 접한 술이다. 이것은 사천성 이랑탄진에서 나오는 특산주로, 처음에는 이 술맛을 너무 강하다고만 여겼다.

중국의 2대 장향형 백주인 마오타이와 랑주는 적수하赤水河를 사이에 두고 생산한다. 적수하의 동쪽에는 마오타이 양조장이, 서쪽에는 랑

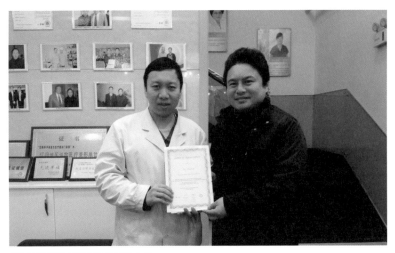

선양의 쉬위엔장 병원에서 감사장을 수여

주 양조장이 있으며 그 거리는 70km로 매우 가깝다. 그래서 사람들은 '적수하'는 술의 강이고, '랑주'는 마오타이의 피가 흐르는 마오타이의 자매주라고 말했다.

  랑주의 기원에 얽힌 이야기가 있다. 이랑탄진에 이이랑李二郎이라는 준수한 청년이 살았는데 옆 마을의 아리따운 처녀를 사랑하게 되어 청혼을 하게 되었다. 그 처녀의 부모는 결혼 조건으로 좋은 술을 만들어서 100개의 항아리에 담아 오면 승낙하겠다고 약속했다.

  좋은 술은 좋은 물에서 나온다. 이이랑은 좋은 물을 찾기 위해 구멍을 파기 시작했는데, 99번째 구멍에서 좋은 물맛의 샘을 발굴하여 술을 담그니 그 맛이 그윽했다고 한다. 그래서 이 물로 담은 술을 청년의 이름을 따서 랑주라고 부르게 되었다.

슈퍼맨이 자주 마셔 보니 처음 마셨을 때의 독한 느낌은 어느덧 사라지고, 맑고 투명하고 얕은 장향이 느껴졌다. 한국 사람이 가장 좋아하는 중국술은 수정방, 공부가주와 같은 농향형 백주다. 중국 술을 마실 때는 처음에는 농향형 술부터 시작하고, 익숙해지면 장향형 백주를 시도해 보는 것이 좋다. 이제 슈퍼맨도 장향형 백주의 맛을 느끼기 시작하나 보다.

주의할 것은 한국의 소주나 폭탄주처럼 원샷을 하면 위험하다는 것이다. 백주는 독주이기 때문에 어느 순간 정신을 잃을 수 있다.

한참 랑주를 마시면서 즐거운 시간을 보내는데, 내가 좋아하면서도 존경하는 성형외과 전문의인 임홍철 형님한테서 전화가 왔다. 지금 임정근(형님)이랑 장경호(친구)랑 선양沈阳에 와 있는데, 듣자 하니 너도 중국에 있는 것 같으니 시간이 되면 내일 술이나 한잔하게 그쪽으로 오라는 것이었다.

그땐 너무나 즐거운 마음으로 약속했는데 술을 마셔도 너무 과하게 마셨다. 다음 날 새벽이 되니 눈 뜨기가 정말 죽을 만큼 힘든 것이 아닌가. 그래도 선배와의 술 약속은 꼭 지켜야 했기에 힘을 내 준비를 서둘렀다.


멍한 정신으로 에어 차이나(Air China)의 첫 비행기를 타니 아침 식사로 다행히 죽이 나와 겨우 속을 달래면서 한숨 잠을 청했다. 중국의 땅덩어리가 크긴 큰가 보다. 세 시간이나 걸려서 선양에 도착했는데 청두에서 한국으로 돌아가는 시간이 같았다.

다시 한 시간 동안 택시를 타고 행사장인 백화점으로 향했다. 속이 쓰려 먼저 해장을 하러 백화점 식당으로 직행했다. 거기서 반가운 얼굴인 일본 성형외과 학회장 다카슈 선생을 우연히 만났다.

그는 2008년 처음 만났을 당시에 80세였는데, 유명한 성형외과를 찾아 전 세계를 돌아다니면서 전신성형에 성공한 의사다. 그래서 그 당시에 50대 중반으로 보이는 젊음을 되찾은 것으로 한동안 유명세를 치렀다. 1년에 두세 번은 만나며 친하게 지냈는데, 2012년 도쿄에서 같이 골프를 칠 때도 대단히 활동적이고 젊어 보였다. 일본 최대 병원재벌이기도 한 그를 베이징이나 상하이도 아닌 선양의 이름 모를 식당에서 마주치다니···. 중국 참 넓다고 놀라워하다가 이젠 세상이 참 좁네 하고 있으니, 세상일은 정말 알다가도 모를 일이다.

해장을 하고 난 후 드디어 일행을 만났다. 행사가 끝난 후 중국 성형외과 학회지 편집장인 우 선생의 초대로 저녁식사 장소로 갔다. 이 자리는 방송국과 신문사 기자 그리고 이곳 둥베이 출신의 중국 의사들이 모인 회합 자리였다.

이렇게 많은 사람이 모이는 룸으로 가면 대형 원형 테이블이 놓여 있다. 먼저 도착했다고 아무 자리에나 앉으면 큰 실례가 되므로, 대형 룸인 경우는 바로 옆에 소파와 테이블이 마련되어 있으면 거기에 앉아서 기다리고, 따로 마련된 자리가 없다면 초대하는 측에서 자리를 지정해 줄 때까지 서서 기다리는 것이 예의다. 중국에서는 세팅된 테이블 위에 탑처럼 세워 놓은 리넨 냅킨이 있는 자리가 오늘의 주인이면서 돈을 내

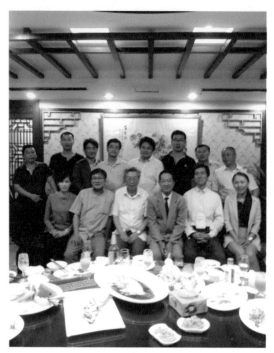

선양에서 한·중·일 의료진과 만찬(임홍철 원장님. 앞줄 왼쪽 두 번째)

는 자리이고, 이 자리를 중심으로 지위나 서열에 따라서 배치가 이루어
지기 때문이다.

식사에 초대한 주인은 출입문을 바라보는 가장 안쪽 자리에 앉는다.
초대받은 사람 중에서 가장 중요한 손님이 주인의 오른쪽에 앉고, 그다
음으로 중요한 손님이 주인의 왼쪽에 앉는다. 초대한 측의 2인자는 출
입문을 등지고 앉는데, 손님 중 세 번째 서열이 2인자의 오른쪽에, 네
번째 서열이 2인자의 왼쪽에 앉는다. 나머지 자리들은 서열에 관계없
이 상황에 따라 앉는다.

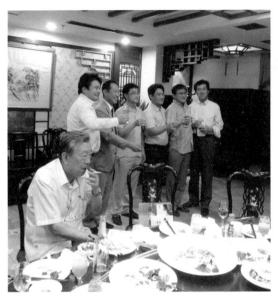

한·중·일 의료진과 건배(우 선생 왼쪽 첫 번째.
미즈노 선생 왼쪽 세 번째, 임정근 원장님 가운데)

　이렇게 그날 모임의 지위와 서열에 따라 앉는 위치가 달라지기 때문에 서빙하는 직원들은 음식을 누구 앞에 제일 먼저 놓아야 하는지 간단히 알 수 있다. 거의 대부분 주인의 오른쪽에 앉은 사람 앞에 음식이 놓이며, 주인은 이 음식을 손님에게 덜어 주면서 중국 정식 요리의 식사가 시작된다.

　오늘의 주인은 우 선생이다. 그리고 일본 성형외과 의사인 미즈노 선생도 참석했다. 이야기 도중에 슈퍼맨과 친한 일본 골드맨 비뇨기과 대표원장인 다카하시 선생과 미즈노 선생이 같은 대학 출신인 데다 매우 가까운 친구란 걸 알게 되었다. 슈퍼맨은 다카하시 선생을 일본 국제학회에서 처음 만났다. 슈퍼맨의 강의를 듣고 난 후 한국에 와서 직접 수술을 배우고 싶다고 하여 그 뒤로 슈퍼맨이 대표로 있는 맨앤모델아카데미를 수료했다.

일전에 슈퍼맨이 일본 학회에서 발기강화술을 소개했는데, 다카하시 선생이 음경만곡증과 페이로니병에 대한 수술을 배우고 싶다며 한국을 방문했다. 사실 더 친해진 계기는 이탈리아의 아레조를 방문했다가 호텔 로비에서 우연히 만나는 기적 같은 일을 경험하고서부터다. 미국 마이애미에서 비뇨기과의로 개업해 있는 (85세로 아버지뻘인) 앤드루 형과 아침 식사 약속이 있어서 간 것인데, 로비에서 여행 온 다카하시 선생을 우연히 만난 것이다. 얼마나 반갑던지 우리는 이것을 인연이라고 믿었고, 지금은 일 년에 한 번씩 한국과 일본을 오가며 술잔을 기울이는 형제가 되었다.


중국에서는 식사를 시작할 때 주인이 먼저 손님에게 술 석 잔을 권하는 풍속이 있다. 매번 술을 권할 때마다 이유가 있는데 건강을 위해서, 관계를 위해서, 부와 사랑을 위해서 등이다. 이 석 잔 이전에는 손님은 주인에게 술을 권하지 않는다. 술자리의 분위기가 무르익거나 술자리가 거의 끝나갈 무렵에 권하는 것이 좋다.

중국에도 우리의 원샷에 해당하는 '깐(건)'이 있다. 술자리가 처음 시작하면 술잔을 들고 '깐, 깐, 깐'을 외치고, 자기가 마시고 싶으면 마시고 그렇지 않으면 마시지 않아도 된다. 중국 술 문화의 장점이다. '깐베이干杯'는 잔을 완전히 비우는 것이고, '수이이隨意'는 원하는 만큼만 마시는 것이다.

'첨잔'은 우리와 다른 중국 특유의 술 문화이므로 꼭 기억해 둬야 한다. 잔을 다 비우지 않아도 계속 잔을 채워 주는 것이다. 받는 것도 좋지만 상대방의 잔을 채워 주는 것도 중요하다. 주인이 먼저 자리를 뜨는 법은 없다. 손님도 너무 빨리 먹지 않는 것이 예의를 지키는 것이다.

이번에 시연한 수술은 음경만곡 교정수술이다. 포경수술 라인을 따라 절개하여 음경뿌리 부위까지 박리한 후 인공발기를 시킨다. 그런 다음 휘어진 부위를 찾아 반대편의 발기조직을 감싸고 있는 음경백막을 절개하여 봉합해서 똑바로 서게 만든다. 일반적으로 음경백막을 절개하지 않고 실로 묶어만 주는 수술을 선호하지만, 2~3년 후에 풀려 버리는 단점이 있어서 슈퍼맨은 보다 근본적인 해결책을 선호한다.

발기부전을 동반하는 페이로니병의 경우에는 발기보형물 임플란트 삽입술을 시행한다. 이 수술을 받더라도 쾌감이나 사정능력에는 전혀 변화가 없고, 수술시간은 30분가량 걸리며, 입원할 필요 없이 바로 일상생활을 할 수 있다. 그 수술법이 어렵고, 배울 기회도 드물고, 일본에는 이 임플란트가 수입되지 않아 일본으로 돌아가면 할 수도 없는 수술이지만, 비뇨기과 전문의의 학문적인 열정으로 맨앤모델아카데미를 수료한 다카하시 형을 개인적으로 좋아한다.

다음 날 우리는 이곳의 쉬위엔장 등과 함께 선양고궁沈阳故宫을 방문했다. 조선 정조 때의 대표적인 북학파인 연암 박지원 선생의《열하일기熱河日記》를 읽으면서 꼭 가 보고 싶었던 곳이라 더 뜻깊었다. 병자호란 때 수많은 조선인 포로가 끌려왔던 곳이며, 그 후 소현세자와 봉림

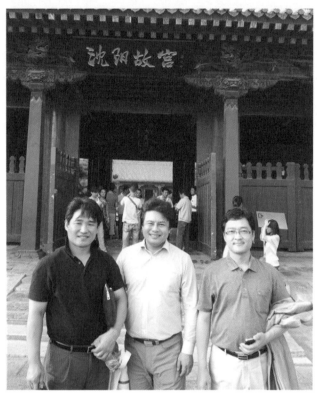
선양고궁에서 절친 장경호 원장과 함께

대군(효종), 여러 신료의 아들들이 붙잡혀 있었던 볼모의 도시였다는 아픈 기억이 서린 곳이 이곳 선양沈阳이다.

병자호란이 있고 나서 100년 후 연암 박지원 선생은 사신단의 일원으로 이곳을 방문한다. 대도시의 화려한 불빛과 수많은 인파를 보면서, 아픈 기억을 뒤로하고 연암은 새로운 문명에 대한 호기심으로 가득 찬

# 페이로니병

페이로니병은 성기가 바나나처럼 휘는 병이다. 1561년에 팔로피우스(Fallopius)가 사례를 처음 보고했다. 중년 남성에게서 자주 발생하며, 환자의 66%가 40~60대이고 20대의 발병률은 0.004%다.

페이로니병이 생기면 음경의 발기조직을 감싸는 백막에 결절이 형성된다. 이 결절은 딱딱하게 만져지는 것이 특징이며, 심하면 돌처럼 느껴진다. 음경의 백막은 발기되면서 같이 확장되어야 하는데 이 결절은 탄성이 없다. 그래서 발기가 되면 이 부위가 결절이 있는 방향으로 휘어진다. 결절은 음경의 어느 곳에서나 생길 수 있지만 음경의 배부에 흔히 생긴다. 주로 음경에 생긴 상처나 외상이 치유되는 과정에서 잘못되어 발생한다. 조직학적으로는 TGF-beta라는 콜라겐 합성을 촉진하는 인자가 증가되어 있다. 가족력으로는 뒤퓌트랑 구축(Dupuytren's contracture, 구축으로 손가락이 안으로 당겨지는 질환)이 페이로니병 환자의 20%에서 동반한다. 동맥질환이나 소동맥질환이 있는 당뇨 환자에게도 많이 생긴다.

증상은 발기통증과 휘거나 짧아져 삽입이 힘들어지는 것이다. 발기부전은 8~52%에서 동반되며, 페이로니병이 발기부전의 직접적인 원인인 경우는 5% 정도다. 자연적으로 치유되기도 하지만, 대부분은 더 진행된다.

검사는 병력과 신체검사만으로 충분하다. 일차적으로 약물치료를 한다. 사용하는 약물로는 아미노벤조산 칼륨, 비타민 E, 항히스타민제, 타목시펜이 있다. 이차적으로 트리암시놀론과 칼슘통로차단제와 같은 음경주사를 한다. 마지막으로 음경단축술, 음경연장술 그리고 음경보형물 삽입술을 시행한다.

예방을 위해서는 음경의 외상과 상처가 나지 않도록 주의해야 한다. 42%에서 병의 진행이 계속되면서 성교통, 삽입 불가, 발기부전에 빠지므로 조기 진단과 치료가 중요하다.

다. 원래 사신단은 개인행동이 금지되어 있지만 그는 밤마다 몰래 외출해 중국 사람들과 사귀는 데 열을 올린다. 그는 당시를 이렇게 회고했다. "나는 종이를 앞에 두고 글씨를 써 가며 필담을 나눴다. 이들은 비록 학문은 높지 않았지만, 모두 자기 일에 해박한 상인들이었다. 골동품을 고르는 법, 수제 그릇을 만드는 법 등 청나라 문물과 풍속에 대해 밤새 이야기를 나누다 보면 어느새 날이 밝았다."

선양고궁은 청나라 초대 황제인 누르하치와 2대 황제 태종이 건립한 궁으로, 1625년에 착공하여 1636년에 완공되었다. 면적은 자금성의 12분의 1이다. 당초 수도의 황궁으로 건립되었으나 3대 황제 성종 때 베이징으로 천도한 뒤로는 황제가 둥베이 지역을 순회할 때 머무르는 곳으로 이용되었다.

동문, 서문, 중문이 있는데 그중 중로에 통해 있는 정문을 대청문이라고 한다. 그 안으로 들어가면 청의 건국식과 순치제의 즉위식 등 황제가 의식을 거행했던 대정전大政殿과 대신이 정무를 보던 십왕정十王亭이 있는데, 대정전을 중심으로 양쪽에 작은 건물인 십왕정이 늘어선 모양을 하고 있다. 이는 청나라의 군사제도인 팔기八旗를 상징하는 것으로, 이들 건물에는 주요 부대의 깃발과 전투복이 전시되어 있다.


이곳에서 처음 인연을 맺은 쉬위엔장과의 만남이 길어지면서 슈퍼맨은 연암 박지원과 같은 마음이 되어 이분을 두 달 뒤에 한국에서 열린 국제학회에 연사로 초대했다. 강의 내용은 중국과 한국 성형수술의 비교였다. 그로부터 한 달 뒤 슈퍼맨은 이곳 선양에 쉬위엔장의 한국 강

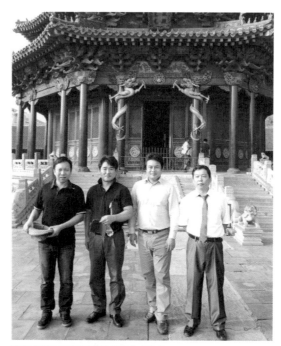
선양고궁에서 쉬위엔장(왼쪽 첫번째)과 함께

연에 대한 감사장을 들고 다시 방문하게 된 것이다. 모친과 누님이 성
형외과 의사로서 선양에 병원을 두 군데나 경영하고 있는 명문가 출신
인 그와 술을 한잔하고 싶기도 했다.

감사장을 전달하고 그의 친구들과 함께 당 원로들이 다닌다는 만주
식 전통요릿집으로 이동했다. 참고로 중국의 맥주는 도수가 다양하므
로 꼭 확인하고 마시는 센스가 필요하다. 어젯밤에 날 더 취하게 만든
것은 우리나라에는 없는 문제의 11.5도짜리 맥주였다.

술안주로 정력에 좋다는 미꾸라지 요리가 나왔다. 젓가락으로 먹는 요리에는 지켜야 할 중국식 예절이 있다. 손님은 식탁에 앉으면 주인보다 먼저 젓가락을 들어서는 안 된다. 주인이 젓가락을 들고 "차린 것은 없지만 많이 드십시오." 또는 "드셔 보십시오."라고 말한 다음에 젓가락으로 요리를 먹어야 한다. 주인이 요리를 손님에게 집어 줄 때는 바로 받아야 한다.

젓가락으로 요리를 뒤집으면서 음식을 골라서는 안 된다. 어느 것부터 먹어야 할지 모른다고 이것저것 집어 들어서는 안 된다. 요리를 집기 힘들다고 젓가락으로 쿡쿡 찔러서는 안 된다. 젓가락으로 국물을 휘저으면서 건더기를 찾아서도 안 된다. 젓가락을 입으로 빨아서도 안 된다. 젓가락으로 접시를 두드려서 소리를 내서는 안 된다. 이것은 거지들이 밥 달라고 할 때 빈 밥통을 두드리는 행동이기 때문이다.

특히 젓가락을 음식물이나 밥그릇에 꽂아 놓아서는 안 된다. 죽은 사람에게 제사 지낼 때 젓가락과 숟가락을 밥에 꽂아 놓기 때문이다. 밥그릇을 들 때도 다섯 손가락을 모두 사용해서 단정하게 받쳐 들어야 한다.

중국에서는 수저로 밥을 먹지 않는다. '티아오껑'이라고 하는 수저와 비슷한 것이 있는데, 이것은 음식을 담아 올 때 쓰거나 국물을 마실 때 사용하는 도구이며, 밥을 먹는 데 사용하지 않기 때문에 밥알을 떨어뜨리지 않기 위해 밥그릇을 들고 먹는다. 처음에는 의아했지만 동물이나 고개를 숙이고 밥을 먹는다고 생각하는 중국의 관습을 이해하고 나서는, 슈퍼맨도 밥그릇을 들고 먹는다. 그 나름대로 재밌는 경험이므로

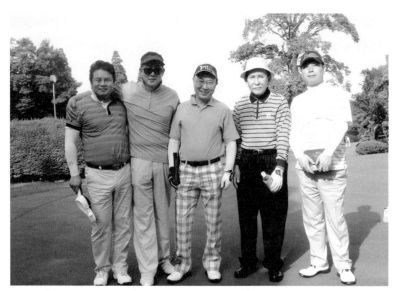

일본 성형외과 학회장 다카슈 선생(가운데)과 골프 라운딩

한번 시도해 보길 권한다.

　오늘 만난 술은 역사와 전통에 빛나는 우량예五粮液다. 쓰촨성 이빈
宜宾시에서 생산되는 중국 농향형 술의 대표 격인 우량예는 향기가 오
래 가고, 맛이 두텁고, 입에서 감칠맛이 나며, 목으로 넘어갈 때의 시원
함이 특징이다.

　초기 당나라 시기에는 네 가지 양곡을 이용하여 '춘주春酒'를 만들었
다. 시인 두보杜甫가 서기 743년 이빈시에 왔을 때 당시의 자사刺史였던
양사군杨使君이 동루东楼로 그를 초대했다. 당시 두보는 춘주와 이빈시
의 특산품인 여지荔枝를 맛보면서 "무거운 춘주重碧拈春酒, 가벼운 여지

轻红擘荔枝"라는 문구를 남겼다.

우량예가 만들어지기까지 가장 큰 영향을 미친 것은 '요자설곡姚子雪曲'이다. 송나라(960~1279년) 이빈시의 신사 요씨 가문이 만들어 낸 옥수수, 입쌀, 수수, 찹쌀, 메밀 등 5곡으로 것으로 우량예의 원조다. 서기 1368년 명나라 초기, 이빈시의 진씨가 요씨로부터 물려받아 진씨 비방을 고안하여 '잡곡주'를 제조했다. 이 비방은 현재까지 이어져 그 역사가 600년이나 된다.

1909년 진씨의 후손 등자균邓子均이 집에서 술상을 준비한 후 청나라 관인 양혜천杨惠泉을 초대했다. 양혜천은 이 자리에서 술을 음미하고 나서 이렇게 훌륭한 술을 잡곡주라고 하는 것은 너무 야속하다며 앞으로는 이것을 우량예五粮液(다섯 가지 양곡의 액)라 부르라고 말했다. 그 이후로 이 술은 줄곧 우량예로 불리고 있다.


지금도 우량예를 마시다 보면 우정을 나누던 소중한 이들이 떠오른다.

청두의 제자 후 주임, 존경하는 임홍철 원장님과 임정근 원장님 그리고 친구 장경호, 일본 성형외과회장 다카슈 선생, 일본 골드맨 비뇨기과 다카하시 형과 미즈노 선생, 선양의 쉬위엔장 등등.

광활한 중국에서 세상이 좁게만 느껴지는 날에 우량예를 마시니, 이 두터운 감칠맛처럼 우리의 우정도 영원할 것이라는 믿음이 든다.

### 제8장

# 중국의 정치, 문화, 교통의
# 중심지 베이징

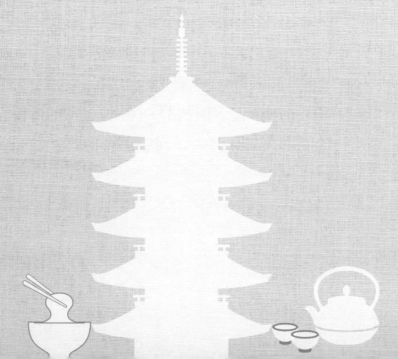

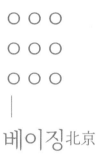

# 베이징北京

2017년 연초에 중국 대학평가 사이트인 주에이하오다슈에왕最好大學網이 발표한 '2016 중국 대학 랭킹'에서 "칭화대학이 중국 내 대학평가 순위에서 1위를 차지했다."라는 인터넷 뉴스 기사를 접했다. 그동안 베이징北京에 가서 술을 마신 적은 가끔 있었지만, 슈퍼맨이 그곳에 공부를 하러 들어간 지는 벌써 5년이 지났음을 깨닫고는 잠시 추억에 빠졌다.

베이징에 있는 칭화대학清华大学은 시진핑 중국 국가주석의 모교로, 슈퍼맨과 시진핑 주석은 학연으로 치면 대학동문인 셈이다. 슈퍼맨은 2011년 중국에서 이미 비즈니스를 하고 있거나 준비 중인 CEO들과 함께 '칭화대 테크노 최고 경영자 과정'을 수료했다. 칭화대 경제관리학원에서 운영하는 이 과정에서는 칭화대를 이끄는 각 분야 석학이 직접 강

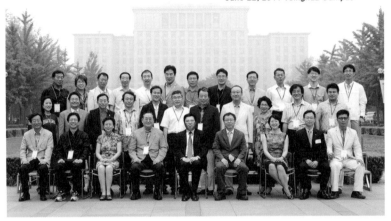

# Tsinghua SEM—GIST Techno CEO Program
## June 22, 2011 Tsinghua Campus

칭화대 테크노 최고경영자 과정

의에 나선다. 급변하는 세계 경제 흐름과 경영 패러다임을 최고 경영자에게 소개하고, 중국을 중심으로 한 미래 경영 동향에 신속하게 대응할수 있는 리더십 역량을 키우는 데 주목적이 있다. 이를 위해 중국을 둘러싼 동북아 정세와 한중관계, 중국 시장에 도전한 한국 기업의 사례, 중국 사법제도 등에 대한 정규 수업과 인문학 강의를 통한 리더십 교육을 제공한다.

슈퍼맨에게는 현지 문화와 기술 동향 그리고 최신 동향을 피부로 체험할 수 있어서 매우 유익한 과정이었다. 수업시간이 끝난 후에는 술을한잔하면서, 전국 시대에는 연나라燕의 수도였으며 요遼, 금金, 원元, 명明, 청淸 등의 시대를 거치며 문화와 대외교류의 중심지였던 베이징을 몸소 체험하기도 했다.

그때 간 곳 중 하나가 이허위엔颐和园(이화원)이다. 이곳은 금나라 때 金朝인 12세기 초에 처음 조성되어, 1750년 청나라 건륭제乾隆帝 때 대폭 확장되었다. 당시에는 칭이위엔清漪园이라는 이름으로 불렸으나 1860년에 서구 열강의 침공으로 파괴되었다. 이후 서태후가 실권을 쥐고 있던 1886년에 재건되면서 이허위엔颐和园이라고 불리게 되었다. 여기에는 거대한 인공호수와 60m 높이의 인공산을 중심으로 각종 전각과 사원, 회랑 등 3,000여 칸의 전통 건축물이 자리 잡고 있다.

가장 눈길을 끄는 것은 총 면적의 4분의 3을 차지하는 거대한 인공호수 쿤밍호昆明湖다. 항저우杭州에 있는 시후西湖를 모방하여 만든 것이라고 하며, 쿤밍호 북쪽에 있는 약 60m 높이의 완서우산万寿山은 쿤밍호를 조성할 때 파낸 흙을 쌓아 만든 인공산이다.

이곳에서 빼놓을 수 없는 또 하나의 건축물은 창랑, 즉 긴 복도다. 길이가 778m, 총 272칸으로 중국에서 가장 크고 긴 복도이며, 천장과 벽에 수많은 그림이 그려져 있어 '중국 최대의 야외 미술관'으로 불린다.

이곳을 돌아다니다가 자금성의 내정을 관할했던 건청궁을 모방한 기념 촬영 장소를 보고 웃음이 터졌다. 황제의 침실이자 휴식공간으로 쓰였던 화려한 건청궁 안에는 '정대광명正大光名'이라는 문구가 걸려 있었다.

황제의 의복에는 특수한 무늬와 색을 사용했다. 황색은 황제의 권위를 나타내는 색이다. 그래서 황제 등극을 '황색 도포를 몸에 두르다'라는 뜻의 황포가신黃抱加身이라고 칭했다.

황제의 의복은 용포龍袍라고 한다. 용은 신성한 상상 속의 동물로,

전지전능의 상징으로 여겼기에 황제의 의복에 용의 도안을 넣었다. 사진 속 슈퍼맨이 입은 이 용포를 그 당시에 입었다면 목숨을 잃었을 것이다. 실제로 청제국의 공신인 연갱요라는 장군은 황색 옷을 입어서 처형 당했다고 하는데, 그래서 더 많은 사람들이 이 황색 옷을 입고 줄 서서 기념촬영을 하는 것이다.

중국인들은 전통적으로 붉은색 의복을 좋아한다. 이들은 붉은색이 모든 사악함을 물리쳐 준다고 믿는다. 그래서 자기가 태어난 해에 붉은색 혁대를 하지 않으면 죽거나 다친다고 여기고, 환자들은 붉은색 머리띠를 해서 병마를 이겨 내고자 한다. 처녀들이 붉은색 옷을 입는 것은 귀신이 아녀자를 잡아먹는 것을 막기 위함이고, 아이들이 붉은색 바지를 입거나 붉은색 장식 주머니를 차고 다니는 것은 귀신이 잡으러 오는

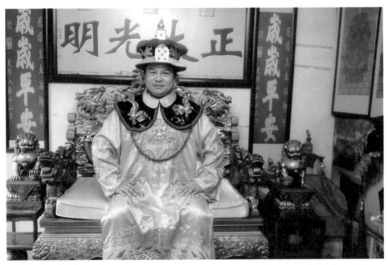

이화원의 정대광명正大光明

것을 방해하기 위해서다. 주周나라 문왕 때 붉은색 책을 물고 있는 까마귀가 나타났고 이때 불꽃이 토지를 비추었는데, 이에 문왕이 불의 기운이 땅을 지배한다고 하면서 붉은색을 숭배하기 시작했다고 한다.

사진 뒤의 '정대광명正大光名'은 바른 것을 밝힌다는 뜻으로 백성을 다스리는 기본 원리가 바른 데서 출발한다는 것을 의미한다. 그 자리에 앉아서 기념촬영을 하면서 명 태조 주원장의 내심이 떠오른 것은 왜일까.

명 태조 홍무제洪武帝는 피바람을 일으킨 숙청을 거쳐 강력한 황권을 세웠으나 뜻하지 않게 황세자 주표가 갑자기 사망했다. 그리고 어린 손자가 황위를 물려받을 상황이 되었다. 불안감이 커지면서 숙청은 더욱 가혹하게 이루어졌다. 어느 날 손자가 너무 심하지 않느냐는 진언을 했다. 홍무제는 아무 말도 없이 다음 날 손자를 조용히 불러 가시 많은 나무를 맨손으로 잡아 보라고 했다. 손자가 가시 돋친 나무를 집어 드는 것을 주저하자 다음과 같이 말했다.

"가시가 있으면 손을 찌른다. 내가 살아 있을 때 가시들을 모두 없애 너에게 전해 주려는 것이다."

이 이야기를 들으니 두 얼굴을 가진 군주와 토사구팽을 떠올릴 수밖에 없었다.

2012년에는 슈퍼맨이 해외협력이사로 있는 대한미용외과 회원들과 베이징으로 카데바 해부 워크숍을 하러 왔었다. 술을 정말로 즐기시는, 구리에서 치과를 개업 중인 권 원장님과 함께 외출했는데, 그때 간 곳이 자금성이다. 그날 낮에 천안문부터 시작하여 새벽 숙소 앞 노천 양꼬치 집에서 끝낸, 하루 내내 마신 엄청난 양의 술을 추억으로 간직한 채 지금도 이분들과는 국내외 학회에서 매년 교류를 지속하고 있다.

자금성 관광의 꿀팁은 먼저 북쪽에 위치한 경산공원의 정자로 올라가는 것이다. 완벽한 대칭구조인 자금성의 전체적인 분위기를 파악할 수 있는 유일한 곳이기 때문이다. 남쪽 도심을 향하여 길게 뻗은 거대한 자금성은 한눈에도 도시 속에 지은 또 다른 도시라는 사실을 알 수 있다. 이 정자에는 아침 일찍이나 오후 늦게 공원에 가는 것이 좋다. 그 시간에는 자금성이 붉은 햇살에 빛나, 자주색과 노란색으로 이루어진 자금성의 진정한 분위기를 느낄 수 있기 때문이다.

'자주색의 금지된 성'이라는 의미를 갖는 이곳은 자그마치 5세기가 넘게 백성들의 출입이 금지되었던 황제의 공간이었다. 지금은 누구나 자유롭게 드나들 수 있는 박물관으로 변신하여, 자금성 대신 구궁故宮(고궁)박물관이라고 부른다는 사실을 꼭 기억하기 바란다.

구궁의 남쪽에 위치한 것이 천안문이다. 그 앞의 천안문 광장은 세계에서 가장 넓은 광장으로 약 100만 명이 모일 수 있다. 이곳에는 중화인민공화국 국기와 마오쩌둥의 대형 초상화가 걸려 있고, 아침부터 많은 사람들이 모여 체조와 태극권을 즐기기도 한다.

자금성 바닥에는 걸을 때 경쾌한 발소리를 내는 특별한 벽돌이 깔려 있다. 이 벽돌은 음향효과를 위한 것이 아니라 땅 밑에서 뚫고 올라올

지도 모를 침입자를 막기 위해 40여 장씩 겹쳐 쌓은 것이다. 그리고 성 안에는 후원을 제외하고는 나무가 전혀 없다. 암살자가 나무에 몸을 숨길 수도 있기 때문이다.

자금성 건설의 대역사를 시작한 성조 영락제(조카인 건문제를 제거하고 황위를 차지했다)와 방효유의 연적찬위를 떠올려 본다. "구족이 아니라 십족을 멸한다고 해도 역적과는 손을 잡을 수 없다."라는 방효유의 말에 영락제는 정말로 방효유의 십 족을 멸한다. 여기에서 '열 번째 일족'은 혈연관계도 아닌 제자, 친구, 선후배 등 방효유와 친분관계가 있는 사람 그리고 그의 문집을 애독한 사람들로 이때 처형된 사람이 10만여 명에 달했다고 한다. 이와 같이 자금성은 과거 중국 왕조가 얼마나 눈부신 문화를 이루었고, 또한 얼마나 절대적인 권력을 행사했는지 잘 보여 주는 문화유산이다.


베이징의 동방남성병원은 슈퍼맨비뇨기과의 한중 협력병원이다. 중국에서 발기부전 임플란트를 가장 많이 시술하고 있는 베이징대 비뇨기과 교수들과 이곳에서 수술법에 대한 토론을 벌였다. 이들은 한국의 세브란스병원에서 발기부전 임플란트 수술을 연수한 비뇨기과 팀으로 중국에서는 최초로 그 수술을 시행했고 지금은 최고의 수술 건수를 자랑하고 있다.

발기부전의 마지막 치료인 수술에 사용하는 임플란트에는 팽창형과 굴곡형 두 가지 종류가 있다. 팽창형 임플란트는 발기조직인 음경해면체에 위치하는 두 개의 실린더와 치골 상부에 위치하는 저장고와 음낭

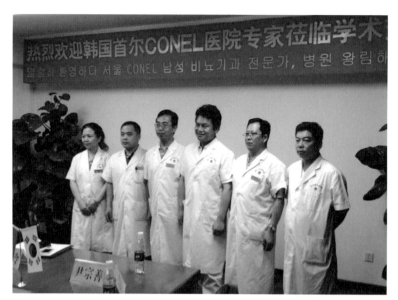

슈퍼맨과 베이징 동방남성병원의 업무협약식

에 위치하는 펌프로 구성되어 있다. 음낭에 있는 펌프를 누르면 저장고의 생리식염수가 음경 실린더로 이동해서 팽창하여 발기가 이루어지며 강직도를 유지한다. 발기가 되면 성관계를 충분히 한 후 음낭 내의 스위치를 누르면, 음경 실린더의 생리식염수가 저장고로 이동하여 음경이 이완 상태가 된다.

　장점은 자연스럽고, 원하는 때에 마음대로 발기가 가능하다는 것이다. 단점은 기계적 고장의 발생 가능성이 크고 수술비가 아주 고가라는 것이다. 젊고 비교적 여유가 있으며 자연스러운 발기 연출을 원할 경우에 선택 가능하고, 수술시간은 1시간 20분 정도 소요된다.

　굴곡형 임플란트는 발기조직인 음경해면체에 삽입하며, 평상시에는 구부려 놓았다가 성관계를 할 때는 위로 세워서 할 수 있는 형태다. 장점은 저렴한 수술비, 25분의 짧은 수술시간, 편리한 작동법 그리고 기계적 고장이 발생할 가능성이 낮다는 것이다. 또한 고장이 나더라도 교정수술이 간단하다. 단점은 굵기가 일정하게 고정되어 있고, 임플란트가 바로 만져진다는 것이다. 저장진피 파우더를 이용한 확대를 시행하면 이런 단점을 자연스럽게 보완할 수 있다. 발기조직이 잘 늘어나지 않는 고령의 남성에게 좋은 수술법이다. 발기부전 임플란트 수술은 한 번 수술하면 반영구적으로 사용이 가능하므로 본인의 여건에 맞는 수술을 선택하는 것이 중요하다.

이날 모임에서 참석자들은 향후 10년 동안 비뇨기과 임플란트 시장이 미국처럼 규모가 확대될 것에 대비해야 한다는 것에 공감했다. 그리

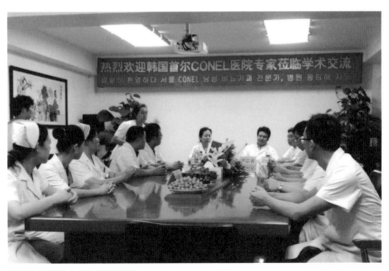

음경 발기 보형물 수술에 대한 강의 중

고 발기부전 치료로서 줄기세포의 역할에 대한 최신 지견을 서로 나누었다.

베이징에 갈 때마다 항상 동방남성병원에 들러서 강의와 함께 술자리를 하곤 한다. 오늘도 베이징 동방남성병원장의 차량으로 같이 이동하는데 차량 끝 번호가 '6666'이다. 슈퍼맨이 알기로 차량보다 더 비싼 자동차 번호판을 타고 가는 것이다.

중국인의 숫자 사랑은 지나칠 정도로 크다. 차량번호와 전화번호 등의 좋은 번호는 경매를 통해서 받는다. 2016년 11월에 숫자 9가 연속해

## 발기부전의 치료법

발기부전은 조루증과 함께 남성의 자존심을 상하게 하는 흔한 질병 중 하나다. 성생활에 충분할 만큼 발기가 되지 않거나, 유지되지 않는 상태를 의미하는데, 일반적으로 이러한 상태가 3개월 이상 지속되었을 경우 발기부전으로 정의한다.

치료로는 크게 비아그라나 시알리스와 같은 약물치료, 약물에 효과가 없거나 약을 먹을 수 없는 경우에 하는 자가발기주사 요법을 시행한다. 여러 치료법을 사용했음에도 만족할 만한 발기효과를 얻을 수 없는 경우에는 수술적 치료로 발기보형물 임플란트 수술을 한다.

시중에 나와 있는 발기부전 치료제는 700여 종에 달하지만, 성분으로 분류해 보면 약 6종으로 구분할 수 있다. 이러한 다양한 약 중에서 환자의 신체조건과 성생활 여건에 따라 적합한 약을 복용한다.

서 5번 이어지는 '99999' 자동차 번호판이 5억 4,000만 원에 낙찰되었다. 2014년 1월에는 숫자 8이 4번 이어지는 '8888' 자동차 번호판이 3억 1,000만 원에 낙찰되기도 했다.

2019년 4월에는 더 놀라운 일이 발생했다. 중국 법원의 위탁으로 알리바바에서 진행된 경매에서 통신사 구분 번호를 제외한 나머지 8개 숫자가 모두 7인 '77777777' 휴대전화 번호가 6억 7,000만 원에 낙찰된 것이다. 이런 숫자를 '골드번호'라고 하는데 고가에 거래되는 것은 중국인의 숫자에 대한 숭배를 보여 주며, 사회생활에 광범위한 영향력을 발휘한다.

중국은 고대부터 숫자를 사용하여 점을 치기 시작했다. 이는 일상생활에도 깊은 영향을 미쳐 결혼식은 좋은 날을 택하고, 이삿날은 손이 없는 날을 택하며, 사주를 보고 작명을 할 때 획수를 따지는 등 우리나라와 마찬가지로 숫자에 관해 독특한 문화를 형성해 왔다. 숫자를 인간에게 행운과 재물복을 주는 원천으로 숭배하고, 반대로 재난과 가난을 주는 존재로 여겨 기피하기도 한다. 같은 숫자라도 지역과 상황에 따라 의미가 달라지며 숫자에 대한 관념도 다양하지만 중요한 것만 몇 가지 예를 들어 보겠다.

'一'은 '만물의 시작始'이자 '만사의 기원初'이며 동시에 '전부全', '가득滿', '으뜸元'이라는 뜻도 포함한다. '一'은 숭배받는 숫자다.

'六'은 흐르는 물과 같은 이미지의 흐름 '유流'와 같기 때문에 좋아하는 숫자다. 모든 일이 순조롭게 흘러가기를 바라는 마음에 차량번호를 '6666'으로 정해 차량보다 비싼 번호판을 달고 달리는 것일 게다.

'七'은 홀수지만 신성한 숫자로 사람이 죽은 후 7일째에 제사를 지내며, 49제를 지내는 등 제삿날의 주기 숫자로 사용한다. 또한 운수가 좋은 숫자이기도 하다. 고대 중국의 연인절은 7월 7일 견우와 직녀가 만나는 날이다.

'八'은 '돈을 벌다發財'의 '發'과 발음이 같아서 좋아하는 숫자다. 베이징의 최대 번화가인 왕푸징에 있는 한 상점의 전화번호 '****-111-8888'의 가격은 5,700만 원이다. 중국인의 '發發發發'에 대한 애착을 엿볼 수 있다.

'九'는 '영구하다' 또는 '오래 산다永久'의 '久'와 발음이 같아서 좋아하는 숫자다. 또한 '제일 높고 제일 많다'는 뜻으로 황제의 권력을 상징하기도 한다. 황제가 입는 용포에 자수로 놓은 용도 아홉 마리다. 자금성의 계단은 9의 배수이며, 연못은 좌로 9, 우로 9, 매 줄이 9개로 모두 81개가 있으며 9,999개의 방이 있다. 이것은 '重九'로 행운이 겹치는 것을 뜻한다.

'十'은 중국인에게 '완전하고 결함이 없는 완벽함'을 상징한다. '十全十美'라는 '완전무결하여 나무랄 데가 없다'는 뜻의 사자성어를 보면 알 수 있다. 10대 사건, 10대 발견, 10대 뉴스, 10대 가수, 10년마다 하는 기념행사 그리고 10년이면 강산이 변한다는 등 숫자의 표준 단위로도 사용한다.

6, 8, 9의 숫자가 한두 개 포함되면 번호 값은 보통 다른 번호의 100배를 뛰어넘는다. 재미있는 것은 8이 9보다 비싸다는 것이다. 이는 오래 사는 것보다 부자가 되는 것을 좋아하는 중국인들의 소원에서 기인

한다.

이번에는 양꼬치 집에서 한잔했다. 두 교수님은 하얼빈에서부터 친하게 지냈던 분으로 베이징에서 다시 모여 술자리를 가지니 감회가 새로웠다.

오늘의 술은 베이징 이과두주二锅头(얼궈터우주)다. 베이징에서 빚는 바이주는 그 역사가 오래되었다. 오늘 마주한 이과두주는 '두 번째 솥에서 받은 술'이라는 의미인데 그 이름의 유래는 다음과 같다.

청대 강희 19년清康熙十九年, 公元1680年, 원승호源升号 술방酒坊의 조씨 3형제赵存仁等三兄弟는 술의 품질을 높이기 위하여 제조공법에 변화를 주었다. 술을 만들 때 처음 흘러나오는 술을 '지우터우酒头'라고 한다. 도수가 75도에 달하며 그 양도 적다. 그리고 세 번째 솥에서 흘러나오는 술을 '지우웨이酒尾'라고 하는데 이것들은 받아서 다른 용도로 쓴다. 비등점이 낮은 물질을 다양하게 함유하고 있어 맛이 복잡하기 때문이다.

첫 번째 솥의 술이 나온 후 가마 속의 원료를 꺼내서 냉각하여 새로운 원료와 효소를 넣고 발효한 뒤 5일 후 다시 솥에 넣고 술을 찐다. 이것을 띠얼궈第二锅라고 하며, 이때 나오는 술이 바로 향이 아주 오묘하고 짙은 진정한 '얼궈터우这时开始流出的酒才是真正的二锅头'다.

한국인들은 친숙하면서도 중국집에서 시켜 먹는 싸구려 술로 알고 있지만, 현지의 고급 베이징 이과두주를 마셔 보면 그 맛과 향은 하늘과 땅 차이다. 왜 이것을 명주라고 하는지 바로 알 수 있다. 이는 원료의

발효와 첫 번째 솥发酵和上锅을 거치는 순환
과정의 차이에서 비롯된다.

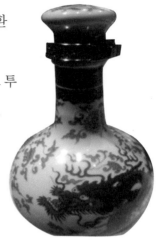

　이 술은 청향형 바이주로 그 빛깔이 맑고 투
명하다. 한잔 음미해 보니 그 맛이 감미롭고
상쾌하게 어우러지면서 목 넘김이 아주
부드럽다.

　베이징에서는 "얼궈터우를 콩국처럼
마신다喝二锅头就像喝豆汁一样."라고 표현

얼궈터우酒

할 정도로 매우 즐긴다. 안주로는 훈제고기卤

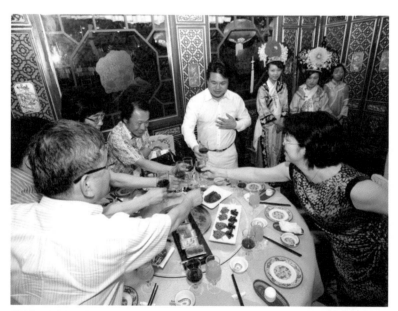

칭화대 교수님과의 만찬

煮火烧, 소 천엽爆肚, 삶은 양머리白水羊头, 물만두가 잘 어울린다. "물만두에는 술이 있어야 하고, 마실수록 그 맛이 더하네有俗语道 : "饺子就酒, 越喝越有!"라는 베이징 속담처럼 술은 삶을 풍요롭게 하는 것 같다.

한국에 돌아와서도 그 술맛을 잊지 못하는 슈퍼맨에게, (중국에서 딸을 낳으면 아버지가 담근 술을 오동나무 밑에 묻어 놓고 시집갈 때 꺼내서 같이 보낸다는 뉘얼홍女儿红과 같은) 자신의 탄생주로 수십 년을 고이 간직해 온 베이징 얼궈터우를 아낌없이 내주신 분당 율동공원 내 '베이징덕 오리 전문점' 최 대표님에게 다시 한번 감사드린다. 만약 베이징에 간다면, 꼭 도자기 병에 들어 있는 베이징 얼궈터우를 마셔 보기를 권한다. 그것만으로도 여행의 즐거움이 충만할 것이다.

제9장

# 만주국의
# '새로운 도시'로 불렸던 장춘

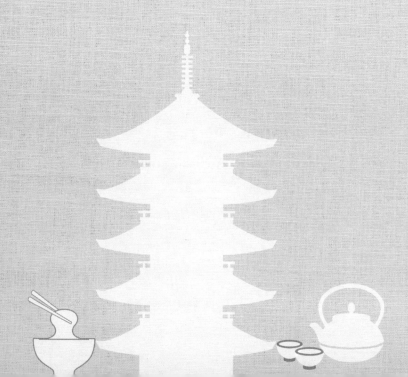

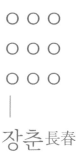

## 장춘長春

슈퍼맨은 중추절(추석)에 장춘長春으로 오랜 중국인 동생이자 서광 남성병원의 우 사장을 만나러 나섰다. 장춘은 중국 지린성의 성도이며, 1956년에 중국 최초로 자동차 공장이 세워진 도시다. '긴 봄'이라는 뜻의 장춘은 만주사변 후 일본이 만주국을 세우고 '새로운 수도'라는 뜻의 신경新京이라고 개칭하며 정치, 문화, 경제의 중심지가 되었다.

중추절은 춘절(구정) 및 단오절과 함께 중국의 3대 명절 중 하나다. 음력 8월 15일로, 가을의 한가운데란 의미에서 중추절中秋節이라고 부르게 되었다. 이날은 모든 일가친척이 함께 모여서 가족의 정을 나누는 날이기 때문에 첫날은 오 사장의 일가친척들이 식사하는 자리에 참석했다. 식사 모임은 호텔에서 진행되었는데 일가친척이 200여 명이나 모여 있어 깜짝 놀랐다.

제일 앞자리에 앉아 있던 나에게 낯선 사람들의 이목이 집중되자 당황했고 여기저기서 술을 권하는 바람에 어느 순간 많이 취하고 말았다. 사람들은 흥이 오르면서 노래를 부르기 시작했고, 한국에서 온 손님인 슈퍼맨에게도 노래를 부르라고 권했다.

　원래 건배 제의, 노래 등은 사양할 줄 모르는, 많은 사람들이 모인 자리에서는 더더욱 나서는 슈퍼맨이기에 중국 노래를 한 곡 뽑았다. 저우화젠周華健의 '친구朋友'를 골랐는데 이 곡은 우리나라 노래방에도 있는, 2003년에 안재욱이 리메이크해서 더 유명해진 곡이다.


這些年 一個人 지난 시절 혼자서

風也過 雨也走 비바람에도 달렸었지

有過淚 有過錯 눈물도 흘리고 잘못도 했지만

還記得堅持什麼 아직도 무엇을 붙잡아야 할지 기억하고 있어

眞愛過 才會憧 정말 사랑했기에 이해할 수 있었고

會寂寞 會回首 외로울 수 있지만 돌이켜 보면

終有夢 終有你 在心中 결국은 꿈이 있고 내 마음속엔 네가 있어

朋友 一生一起走 친구야 평생을 함께 가자

那些日子 不再有 그와 같은 때, 다시는 없을 거야

一句話 一輩子 一生情 一杯酒 한마디 말에 한평생을, 일생의 우정을 한 잔의 술에 담자

朋友 不曾孤單過 친구야! 더 이상 외롭지 않을 거야

一聲朋友 你會憧 한마디면 친구는 이해할 거야

還有傷 還有痛 아직 상처도 있고 아픔도 있겠지만

還要走 還有我 그래도 가야 하는 걸, 내가 있잖아

한마디의 말, 한평생의 정, 한 잔의 술! 상처도 고통도 술 한잔으로 나누며 일생을 함께하는 벗을 그리워하는 사나이의 노래를, 슈퍼맨은 너무나 좋아해서 술을 마시면 자주 부른다.

중국의 중추절에는 달에게 제사를 지내고, 달처럼 둥근 월병을 먹고, 달에게 자신의 비밀을 말하면서 소원을 빈다. 이날 제사를 여자들이 주관한다는 게 우리나라와는 다른 점이다. 이것은 전설에 나오는 항아嫦娥의 이야기와 연관이 있다.

옛날 옥황상제의 아들들이 장난을 쳐서 하늘에 열 개의 태양이 떠오르는 사건이 생겼다. 세상이 뜨거워지면서 강과 바다의 물이 말라 가고

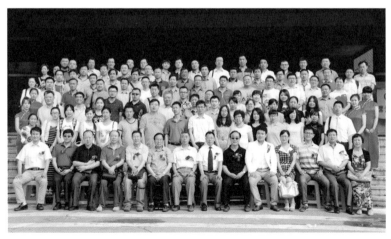

중국의 장춘에서 열린 비뇨기과 학술대회 기념촬영

슈퍼맨비뇨기과 윤종선 원장의 중국 역사, 문화, 사람 이야기 | 장춘長春

땅이 불타서 동물과 인간들이 죽어 나가기 시작했다. 이에 옥황상제는 예羿, 하나라 때의 제후로 궁술의 명인를 보내서 아들들을 타이르게 했다. 하지만 그들이 말을 듣지 않자 화가 난 예는 화살을 쏘아서 아홉 개의 태양을 하늘에서 떨어뜨렸다. 옥황상제의 아들 아홉 명을 죽인 것이다. 대노한 옥황상제는 벌로 예와 그의 부인인 항아를 인간 세상으로 내려 보냈다. 이를 가엽게 여긴 서왕모西王母는 예에게 하늘나라로 날아갈 수 있는 약을 몰래 주었는데, 예가 잠든 밤을 틈타 항아가 이 약을 먹어 버렸다.

하늘나라로 돌아가던 항아는 처벌이 두려워 달나라로 피신했고 그곳에 광한궁廣寒宮을 지어 달의 여신이 되었다. 항아가 달로 간 날이 중추절이어서 이날 달을 향해 제사를 지내는 것이라고 한다.

달의 반대편에는 계수나무 밑에서 토끼가 절구를 찧는다고 하니 아폴로호가 달에 착륙한 지 30년이 지났지만 여전히 꿈과 낭만이 가득한 달의 모습이다.

월병月餠, 평평한 떡은 달처럼 둥근 모양으로, 둥글게 생겨서 원만한 가족관계를 의미하기도 한다. 남쪽 지방에서는 작고 조밀하게 만들며 속은 달콤 짭조름하다. 북쪽 지방인 이곳의 월병은 크고 속은 한 가지로만 만든다. 월병을 먹은 것은 원나라 때인데, 그때는 한족이 몽골족의 지배를 받던 시절로 원나라를 전복시키기 위한 비밀통신으로 월병을 이용했다고 한다. 그 안에 "음력 8월 15일에 거사한다. 뜻 있는 자는 일어서라."라는 내용이 담긴 쪽지를 넣어 거사에 참여할 사람에게 돌려서 원나라를 무너뜨렸다는 것이다.

# 단오절

우리나라와 달리 중국 3대 명절 중 하나이며 음력 5월 5일이다. 중국인들에게는 굴원을 추모하는 날이기도 하다. 굴원은 기원전 340년에 초나라에서 태어났다. 그는 초회왕에게 귀족들의 부패를 척결하고 주변 제후국과 연합해서 진나라에 대항할 것을 호소했다.

하지만 그는 반대파에 의해 유배되었고, 그곳에서 우국충정의 마음으로 살았다. 그러다가 기원전 278년에 초나라의 수도가 진나라에 함락되자 호남성의 멱라강에 투신했다. 굴원을 따르던 마을 사람들은 배를 타고 그의 사체를 찾으면서 계속 음식을 강에 던졌다. 물고기들이 그의 시체를 상하게 하지 못하게 하기 위해서였다. 그 뒤로 굴원이 투신한 그날을 단오절이라고 하며 그의 충정을 기리고 있다.

단오절에는 그 당시 마을 사람들이 강에 던졌던 '쯍즈(粽子)'를 만들어 먹고, 용의 머리로 장식한 배를 타고 하는 경주인 용주시합을 한다. '쯍즈'는 대나무 통에 찹쌀을 넣고 찐 뒤, 대나무 잎에 싸 삼각형으로 묶어 만든 음식이다.

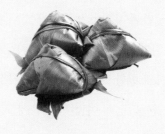

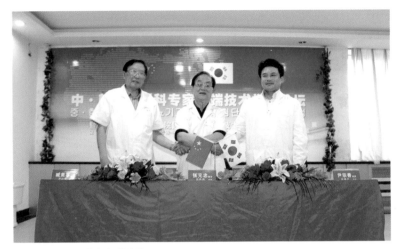

슈퍼맨과 서광남성병원의 업무협약식

　서광남성병원에서 외래 진료를 하는데 응급실 환자를 한번 봐 달라는 부탁이 들어왔다. 50세 남성 환자가 발기 통증이 너무 심해서 뒹굴고 있었다. 어젯밤에 성관계를 했는데 끝나고 나서도 발기가 가라앉지를 않는다고 했다. 처음에는 기분이 좋았는데 이것이 시간이 지나면서 쇠파이프처럼 딱딱해지더니 통증으로 밤새 한숨도 못 잤다는 것이다.

　검사실로 이동하여 진찰해 보니 지속발기증이었다. 문진을 해 보니 어젯밤에 자가발기 주사제를 두 번이나 맞는 과욕을 부렸다는 것이다. 이 환자의 증상은 발기부전 치료제로 쓰는 자가발기 주사제의 과다 사용으로 인한 허혈성 또는 저혈류성 지속발기증이었다.

　골든타임인 여덟 시간 안에 도착한 덕분에 국소마취를 하고 음경 내 혈액의 배출과 함께 1:100,000으로 희석한 에피네프린액 세척을 응급으로 시행했다. 다행히 20분 후 지속발기증이 해결되었다.

일부에서는 발기가 계속되면 마냥 좋을 것이라고 여기기도 한다. 하지만 네 시간 이상 발기가 지속되면 통증이 극심해지고 발기부전이라는 돌이킬 수 없는 합병증이 발생할 수 있다. 지속발기증이 발생하면 수치심에 병원을 찾지 않거나 보통 밤 시간에 발생하다 보니 치료가 늦어지는 경우가 많다. 스물네 시간이 지나면 발기조직의 손상으로 인해 음경이 왜소해지고, 그중 90% 정도가 발기부전을 겪게 되므로 여덟 시간 안에 반드시 가까운 비뇨기과나 응급실에 방문하여 응급처치를 받아야 한다.

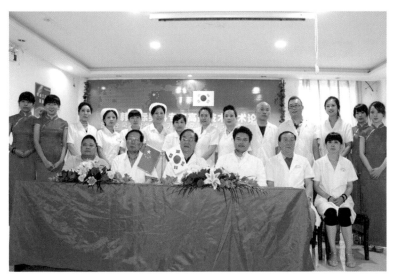

장춘 제1 서광남성병원의 의료진

# 지속발기증의 원인과 치료

성적으로 흥분이 되지도 않은 상태에서, 또는 성적 자극이 끝난 뒤에도 계속 발기가 비정상적인 상태의 질병이다. '발기지속증'이나 'priapism'이라고도 한다. 1845년 Tripe에 의해 처음 보고되었으며, 매년 10만 명 중 1.3명꼴로 발생한다. 질환명은 그리스 신화에 등장하는 풍요와 생산력의 신으로 거대한 남근을 가진 프리아포스(priapus)의 이름에서 따왔다. 그는 아프로디테의 아들이며, 가축, 벌, 과수나무 등의 수호자로서 숭배받고 있다.

아시아의 도시 람프사코스에서 아프로디테의 아들로 태어난 프리아포스는 몸에 수없이 많은 혹들이 돋아나 있고 엄청나게 큰 음경을 가진 추한 모습이었다. 어머니로부터 버림받고 양치기들의 손에 길러져 나중에 디오니소스의 몸종이 되었다. 디오니소스 제례에서 음탕한 역할을 했으며, 뻣뻣하게 발기된 엄청나게 큰 음경을 앞세우고 행렬에 참가했다고 전해진다.

### 원인

1. **허혈성 지속발기증** : 음경 내로 들어온 혈액이 밖으로 빠져나가지 못해서 발생하며, 전체 지속발기증의 90% 이상을 차지한다. 발기가 네 시간 이상 지속되면 통증이 오기 시작한다.

   주로 파파베린, 펜톨아민 또는 알프로스타딜 같은 발기주사 유발제를 자가 주사한 뒤 발생한다. 음경 내의 산소량이 부족해지면서 음경조직의 괴사가 일어나고 음경동통이 동반된다. 네 시간이 지나면 음경조직의 허혈성 괴사가 시작되고, 1~2주가 지나면 지속발기는 사그라들지만 결국 발기부전이라는 합병증을 일으킨다.

**2. 비허혈성 지속발기증 :** 음경 내로 들어오는 혈액이 과다할 때 발생한다. 음경으로 산소를 포함한 혈액이 유입되기 때문에 통증은 심하지 않다. 음경 외부로 나가는 정맥의 유출이 있으므로 지속발기 상태가 매우 단단하지 않다. 원인은 음경 혈관의 손상이다. 대부분 음경, 골반 또는 회음부 부위의 외상으로 발기조직과 혈관 사이에 비정상적인 혈관장애가 나타난 경우다.

**3. 재발성 지속발기증 :** 대부분 그 원인을 찾을 수 없는 경우다.

## 치료

**1. 얼음 마사지 :** 초기에는 자가치료로 사정을 시도하고, 찬물로 샤워를 하고, 음경을 얼음으로 마사지해 준다. 실패하면 즉시 비뇨기과에 방문한다.

**2. 바늘을 이용한 음경 내 혈액의 배출 :** 음경 내에 고여 있는 혈액을 뽑아낸다.

**3. 혈관수축제 투입 :** 혈액 배출 후 혈관수축제인 슈도에페드린이나 에피네프린을 생리식염수에 희석하여 음경해면체를 세척한다.

**4. 음경혈관 수술 또는 해면체 문합수술 :** 혈관인성 원인으로 발생한 경우에 시술한다.

**5. 음경보형물 삽입술 :** 초기 치료에 실패하여 합병증인 발기부전인 발생한 경우에는 음경에 임플란트 시술을 실시한다.

오늘은 위만황궁偽滿皇宮을 방문했다. 이곳은 만주국 황제 푸이의 궁전이다. 푸이는 청제국의 마지막 12대 황제 선통제(1908~1924년)이자 만주국의 황제(1932~1945년)였으나 나중에는 시민이 되어 파란만장한 삶을 보낸 비극적인 인물이다.

그는 1987년 이탈리아 감독 베르나르도 베르톨루치가 만든 영화 〈마지막 황제〉의 주인공이기도 한데, 이 영화는 슈퍼맨이 대학교 2학년 때 감명 깊게 본 영화다. 제60회 아카데미 시상식에서 작품상, 감독상, 편집상, 촬영상, 각색상, 작곡상, 미술상, 녹음상, 의상 디자인상 등 아홉 개 상을 수상했다. 중국 정부가 자금성에서 최초로 촬영을 허락한 영화이기도 하다.

황궁은 업무를 보던 외정과 생활을 했던 내정으로 나누어져 있다. 황제가 썼다고 보기에는 소박한 소파와 침실이 있고, 그 당시에 탔던 자가용도 전시되어 있었다. 황색 유리 기와로 장식한 지붕이 있는 친민루, 통더전, 지시루, 동덕전 등 크지 않고 소박한 건물들이었지만, 중국 고유의 건축미와 서양식의 세련미가 결합된 특유의 건축양식이 엿보였다.


중국에서는 병원들이 자본가에 의해서 설립되고, 의사들은 월급쟁이로 취직해 있는 경우가 대부분이다. 병원은 어느 정도 규모가 되지 않으면 허가 자체가 나오지 않는데, 우리가 상상하는 것 이상으로 천문학적인 돈이 들어가기 때문에 지분투자를 이용해 설립한다. 중국내 대부분의 남성병원은 푸젠성 고향 사람들의 투자로 세웠으며 전국에 분

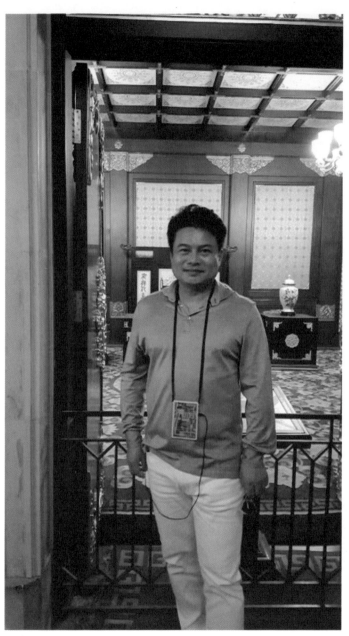

위만황궁의 푸이황제의 집무실

슈퍼맨비뇨기과 윤종선 원장의 중국 역사, 문화, 사람 이야기 | 장춘長春

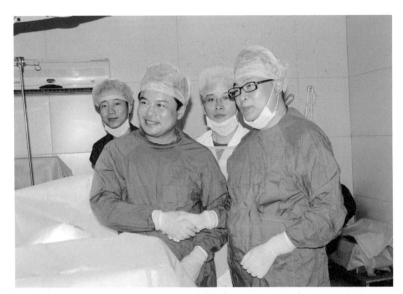

장춘 서광남성병원의 수술방 스태프

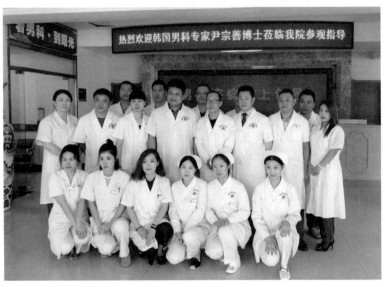

장춘의 제2 서광남성병원의 의료진

원이 있다.

오 사장은 장춘에서 남성병원 세 곳을 운영하고 있다. 장춘에 있는 병원 세 곳 중 하나인, 가장 최근에 개업한 슈퍼맨남성병원을 방문하여 업무 협약식을 하고 강의를 진행했다.

다음 날은 우 사장의 친동생이 운영하고 있는 지린시의 남성병원을 방문했다. 점심때는 사찰 밑에 있는 조선족 식당에 갔다. 오랜만에 김치찌개, 불고기 요리, 파전, 계란찜 등과 함께 막걸리를 마셨다.

후식으로는 연길 냉면을 꼭 먹어야 된다고 했다. 냉면으로 유명한 집이고 한국식 냉면하고는 다르다고 했다. 일단 양이 엄청 많았다. 전에 길림시에 갔을 때도 느꼈던 것인데 냉면을 얼마나 많이 주던지, 냉면을 안주로 술까지 마셨는데도 남겼던 기억이 난다.

연길 냉면延吉冷面은 북한과 국경을 마주하고 있는 조선족 음식으로 굵은 면발이 특징이다. 주로 옥수수를 이용해서 면을 뽑는데, 지역에 따라 밀과 메밀을 쓰기도 한다. 편육과 지단, 파, 오이, 배, 사과를 빼놓지 않고 얹어서 고명으로 준다. 소고기 육수에 간장과 식초를 혼합하기 때문에, 새콤달콤한 맛이 어우러져 더운 날 식욕과 힘이 나게 하는 음식이다.

장춘에서의 마지막 밤, 석별의 정을 나누려고 병원 직원들 30여 명까지 동반해서 산골 농장으로 차를 타고 두 시간을 이동했다. 양구이 통바비큐를 대접한다고 했다. 가서 직접 구이를 돌려 보기도 하고 정말 즐거움의 연속이었다.

바비큐를 준비하는 동안 산장 밑의 끝이 보이지 않는 거대한 포도밭

으로 이동했다. 포도를 마음대로 따 갈 수 있도록 예약을 해 놓았다고
한다. 세심한 배려가 느껴졌다. 시간 가는 줄 모르고 포도를 따다가 날
이 어두워져 라이트까지 켰다. 정말 잊지 못할 장춘에서의 마지막 밤이
었다.

오늘의 술은 정말 기가 막힌 술이다. 장춘에 도착한 날 우 사장에게
꼭 마시고 싶으니 구해 달라고 부탁한 술이기도 하다. 한 무제武帝의 휘
하 장수였던 곽거병의 혼이 담긴 술, 바로 한무어다.
항우를 제압하고 통일제국을 건설한 한고조 유방은 여세를 몰아 흉
노족을 정벌하러 나섰다. 하지만 백등산에 7일간 포위되어 보급이 끊

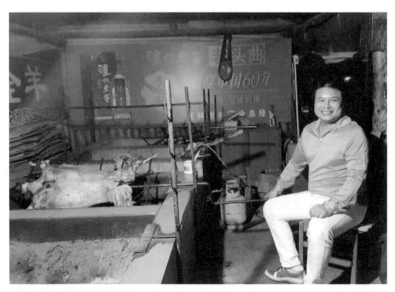

장춘의 산골농장에서 바비큐 파티와 포도밭

기고 추위로 인해 병사의 5분의 1이 동상에 걸리는 등 죽음의 문턱에 이르렀다. 이에 꾀를 내어 흉노족의 묵돌 선우(왕)의 황비에게 몰래 사신을 보내, 미인이 많은 한나라를 정복하게 되면 선우는 여인에게 푹 빠지게 될 것이고 그러면 당신은 폐위될 것이라고 겁을 주었다. 이에 황비가 선우를 설득하여 화친을 이루게 된다. 이때 세 가지 맹약이 있었다. 첫째, 두 나라는 형제로 한은 흉노를 형으로 모신다. 둘째, 매년 비단, 술, 곡식을 공물로 보낸다. 셋째, 한의 공주를 흉노의 선우에게 출가시킨다. 한고조는 흉노에 대한 공포로 "절대 흉노와 전쟁을 하지 말라"는 유훈을 남기기도 했다.

한 무제 유철은 두 명의 태후가 농간을 부려 우여곡절 끝에 16세의 나이로 황위에 오른다. 그는 어린 누이가 흉노족의 왕인 선우에게 시집 가는 것을 지켜보면서 국력을 길러야겠다고 마음먹는다.

한 무제는 휘하 장수들과 사냥을 핑계로 전술을 익히면서 힘을 길러 나갔다. 그러다 마침내 위청, 이광, 공손하, 공손오 장군에게 흉노를 정 벌하게 했다. 하지만 위청 장군만 승리했을 뿐 나머지는 참패한다.

평양공주의 집에서 노래하는 기녀였던 미모의 위자부가 한 무제의 눈에 띄게 되었고, 두 명의 태후가 죽자 한 무제는 그녀의 딸을 폐위하 고 위자부를 황후로 맞이했다. 이 위자부의 남동생이 위청 장군으로 첩 의 아들로 태어난 천민이었지만 뛰어난 무술로 황제의 총애를 받으면 서 신분 상승을 이루어 대장군까지 진급했다. 하지만 말년에는 위자부 의 역모로 집안이 몰살당하고 만다.

기원전 123년에 위청은 다시 황제의 명을 받고 흉노 정벌에 나서는

데, 이때 한 장수가 기묘한 병법으로 전공을 세웠다. 그가 바로 18세의 장수 곽거병이었다.

곽거병은 평양공주의 시녀인 위소아의 아들로, 궁을 드나들면서 무예를 익혀 16세에 군에 들어간 뒤 흉노족과의 전투에서 세운 공으로 한무제에게 표기장군이라는 직위를 받았다. 위청과 곽거병은 흉노 토벌전을 벌여 흉노를 고비 사막 이북으로까지 몰아냈다. 흉노족은 퇴각하며 호수에 죽은 말 사체를 계속해서 버렸고, 이 물을 마신 곽거병은 그만 풍토병에 걸려 25세에 요절하게 되었다는 일설도 있다.

곽거병에게는 유명한 일화가 있다. 표기장군으로 출정한 간쑤 전투에서 승리를 거두자 한 무제는 크게 기뻐하며 어주를 한 병 보냈다. 이에 곽거병은 모든 병사를 모이게 하여 "이 어주는 너희들의 공로를 치하하기 위한 것이니 우리 모두 함께 마시자."라고 하며 호수에 부었다. 그리고 이 물을 바가지로 떠서 마셨고, 병사들도 따라서 호수의 물을 마셨다. 흔히 볼 수 없는 그만의 탁월한 리더십은 모든 병사의 사기를 올렸고 연전연승의 원동력이 되었다. 기원전 106년 한 무제는 곽거병을 기리며 곽거병이 어주를 부었던 곳에 주취안이라고 이름 붙였다.

슈퍼맨이 좋아하는 한 무제, 위청, 곽거병, 이 남자들의 이야기를 담은 술이 바로 한무주업이 내놓은 한무어韓武御다. 한 무제가 내린 어주라는 뜻이다. 한무어는 기존의 향이 아닌 사조형향으로 분류한다. 중국에서 유일하다. 한무주업의 부사장 왕잉훙에 따르면, 한무어를 양조할 때 쓰는 누룩은 모래산에 있는 저장고에서 가져오는 것으로 수수보다 밀의 비중을 높여서 만든다고 한다.

한 모금을 입에 머금으니 강렬한 향에 코끝까지 저리지만, 혀끝에는 살짝 감도는 은은한 향이 계속 머물면서 목구멍을 묵직하게 넘어간다. 한 병의 술로 모든 병사의 사기를 오르게 한 곽거병의 리더십을 술맛과 함께 온몸으로 느껴 본다.

한 무제에게 흉노 정벌의 단초를 제공한 것은 가냘픈 공주를 흉노 선우에게 시집보내야 한다는 굴욕적인 조항이었다. 물론 궁녀를 공주 대신 위장해서 보내기도 했었지만 말이다.

중국 4대 미녀 중 한 명인 낙안落雁 왕소군은 한 원제의 궁녀였다. 황제가 궁녀를 간택할 때 보는 화보가 있었는데, 그 그림을 그리는 사람이 화공 모연수로 그는 자신에게 뇌물을 주는 궁녀들만 예쁘게 그리는

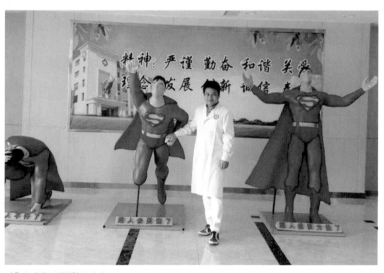

장춘 슈퍼맨 남성병원의 전경

것으로 유명했다. 왕소군은 용모가 빼어났지만 자존심 때문에 모연수에게 돈을 주지 않아, 모연수가 그림에 왕소군 얼굴의 점 하나까지 그리는 바람에 못난이가 되어 입궁한 지 수년이 지나도록 황제에게 간택되지 못했다.

원제 경년에 흉노의 왕 호한야呼韓邪 선우가 침략해 와 혼인을 통한 화친을 요구했다. 호한야 선우가 고른 궁녀 왕소군을 본 황제는 그녀의 미모에 깜짝 놀랐다. 보내기 싫었지만 이미 한 약속이라 어쩔 수 없이 왕소군을 시집보낸 황제는 사건의 전모를 알게 된 뒤 화공 모연수를 죽이고 재산을 몰수해 버렸다.

흉노의 땅으로 가던 왕소군은 마차에서 비파를 연주하면서 눈물을 흘렸는데, 그 모습을 본 기러기가 넋을 잃고 떨어졌다고 해서 '낙안'이라는 별호가 붙었다. 흉노의 땅으로 간 그녀는 아들 이도지아사를 낳았는데 그는 후에 우일축왕이 된다. 호한야가 죽은 뒤에는 흉노의 풍속에 따라 그의 배다른 동생인 복주루약제 왕과 결혼하여 딸을 둘 낳았다.

흉노국에 온 그녀가 음식을 잘 먹지 못하자 주방장은 당면과 밀가루떡을 오리 국물에 익힌 특별식을 만들었고, 그녀는 이 요리를 맛있게 잘 먹었다고 전해진다. 그 이후로 오리고기와 밀가루 그리고 당면으로 만든 요리를 소군오리라고 불렀다.

왕소군은 흉노에 농업기술, 직조기술, 차문화 등 선진 문명을 전파했고, 백성들의 사랑을 많이 받았으며, 그녀가 시집간 이후로 60년간 서로 전쟁이 없었다고 한다. 하지만 항상 마음 한구석에는 슬픔이 있었던 것 같다.

胡地無花草 오랑캐 땅에는 화초가 없어

春來不似春 봄이 와도 봄 같지가 않네!

自然依帶 옷의 띠가 저절로 느슨해지는 것은

非是必腰身 비단 허리 때문만은 아니라네(고향이 그리워 저절로 마른다

는 뜻)


중원에 대한 왕소군의 그리움을 표현한 당나라 시인 동방규의 유명한 시구다. 발기부전 환자의 마음도 이와 마찬가지로 아름다운 꽃을 보기만 하니, 봄이 와도 봄 같지 않을 것이다.

왕소군은 72세에 죽어 지금의 내몽고 호화호특시에 묻혔는데, 이 무덤은 1년 내내 푸르다고 해서 청총靑塚이라고 한다.


우 사장은 소문난 효자다. 그가 1년 뒤 어머니, 아들과 함께 서울을 방문했다. 슈퍼맨비뇨기과 근처에서 가장 큰 한정식집에 갔는데, 밥을 먹는 것보다 사진을 찍는 것에 더 열심이었다. 갈비찜과 불고기, 비빔밥을 무척 잘 먹는 모습을 보니 흐뭇했다.

다음 날에는 만두요리 전문점에 갔다. 우리가 말하는 만두는 중국과는 다르다. 중국에서는 속에 아무것도 들어 있지 않은 밀가루 덩어리를 만두饅頭라고 말한다. 그 유래는 다음과 같다.

삼국시대 촉나라에는 남쪽의 이민족인 맹획이 자주 침입했다. 이에 제갈량이 맹획을 정벌하러 가는데 노수라는 강을 반드시 건너야 했다.

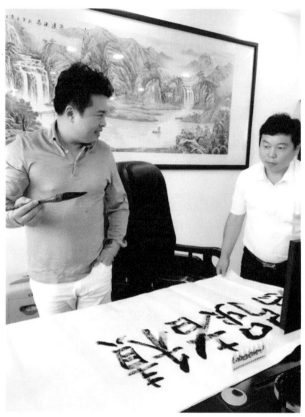

강한 것도 원래는 약한 것이 쌓여 이루어진 것이고, 여유가 있는 것도 원래는 부족한 것이 쌓여 이루어진 것이다. 夫强者積於弱也

그런데 이 일대에는 독이 퍼지고 사악한 기운이 깔려 있었다. 이때 제갈량의 휘하 장수 한 명이 남쪽에 살던 이민족인 남만南蠻 포로를 죽여 그 머리로 제사를 지내면 노수의 신이 강을 무사히 건너가게 해 줄 것이라고 했다. 하지만 제갈량은 사람 머리 대신 밀가루로 머리 모양을 만들어 쪄서 제사를 지냈다. 그 뒤 남만의 '만蠻'과 발음이 같으면서 음식을 뜻하는 '만饅'으로 바꾸어 '만두饅頭'라고 쓰기 시작했다. 슈퍼맨은 중화요릿집에서 고추잡채와 같이 나오는 밀가루 빵을 볼 때마다 생명을 존중하는 지략가 제갈량의 인의仁義를 떠올린다.

우리가 말하는, 소가 들어가는 만두를 중국에서는 교자餃子라고 한다. 우 사장 같은 중국 북방 사람들이 좋아하는 주식이다. 명나라에서는 교자 중 하나에 은냥을 넣고 여러 사람이 함께 교자를 먹다가 은냥이 든 교자를 먹는 사람은 재수가 좋다고 했다. 지금은 동전, 사탕, 땅콩을 넣기도 한다. 동전을 넣는 것은 재물 복을 비는 것이고, 사탕은 달콤하게 보내라는 의미이며, 땅콩은 장수를 기원하는 것이다. 땅콩은 중국어로 장생과長生果이기 때문이다.

음력 정월 전날에 자시子時가 바뀌면 한 해가 바뀐다. '자시가 바뀐다'의 중국어 표현은 '교자交子'이고, 먹는 만두인 '교자餃子'와 발음이 같다. 그래서 섣달 그믐밤에 먹는 음식이 교자다. 또한 사업하는 사람끼리는 '교류하다交'와 의미가 같은 교자餃子 만두를 같이 먹으며 사업의 성공을 기원한다.

장춘에서 오 사장과 만난 것이나 한국에서 그 가족들과 만난 것도 인연이고, 앞으로의 교류도 성공적으로 이루어지라는 마음을 담아서 이날 모임은 교자 만두로 마무리했다.

### 제10장

# 화중 군사, 교통의 요충지로
# 3대 명루 황학루가 자리한 우한

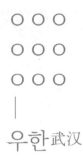

# 우한武汉

10월 28일은 '중국 남성의 날'로, 한국에는 없는 기념일이다. 중국 남성의 날을 며칠 앞두고 상하이행 비행기에 올랐는데, 중국 남성의 날 행사에 한국 대표로 초청을 받아 상하이를 경유해서 우한武汉에 가기 위해서였다.

우한은 관광지가 아니라서 실제로 방문해 본 한국인은 많지 않을 것이다. 슈퍼맨도 처음 이곳을 방문할 당시에는 출발할 때까지 어떤 곳인지 잘 알지 못했다. 그 유명한 황학루黄鹤楼가 있는 곳이라는 사실도 도착하고 며칠이 지나서야 알았다.

후베이성 우한시의 황학루는 후난성 웨양시의 악양루岳阳楼, 장시성 난창시의 등왕각滕王阁과 함께 중국 3대 명루의 하나다. 황학루와 관련해서는 많은 전설이 전해진다. 그중 극사록极恩录에 따르면 신씨辛氏가 개설한 주점에 선인仙人이 지나가다가 벽에 한 마리 학鹤을 그렸는

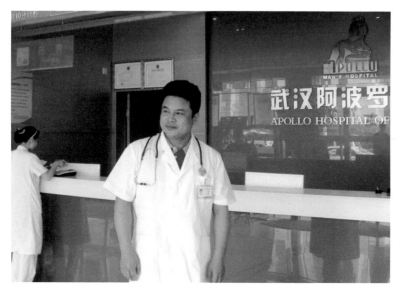
중국 우한 아폴로남성병원의 슈퍼맨

데, 그 모양이 춤을 추듯 아름다워서 이곳의 장사도 날로 번창했다고
한다. 10년 후에 선인이 다시 와 이 학을 타고 구름 위로 날아가자 신씨
가 그걸 보고 황학黃鶴과 그 선인을 기념하기 위해 이곳에 누각을 짓고
황학루라고 불렀다고 한다.

　우한은 가깝게는 2015년 8월 동아시안컵에서 슈틸리케호가 7년 만
에 우리나라에 우승컵을 안겼던 곳이기도 하다. 슈퍼맨도 그 당시 우한
에 있었는데, 병원 일정으로 직접 경기장에 가지는 못했지만 한국 국가
대표팀이 우승하는 기쁨을 이곳에서 같이 나누기도 했다.
　또한 이곳은 후베이성의 성도이며, 인구가 1,000만 명이 넘어 중국

중부에서 인구가 가장 많은 도시다. 많은 철로와 도로 그리고 고속도로가 통과하는 주요 교통축이기도 하다.

상하이에서 국내선으로 바꿔 타고 우한공항에 내리는 순간 숨이 막히는 듯한 공기에 상당히 놀랐다. 알고 보니 이곳은 충칭, 난징과 함께 중국 3대 화로로 불리는 지역이었고 우한의 8월은 중동 수준의 더위를 방불케 했다.

현지 병원에서 마중 나온 차를 타고 우한 아폴로남성병원으로 이동했다. 이곳에서는 프랑스인을 만나는 게 어렵지 않다. 프랑스는 대중국 투자의 3분의 1을 차지하며, 중국에는 현재 약 50개의 프랑스 기업이 들어와 있다.

이곳 우한 아폴로비뇨기과는 전문의 열 명에 직원이 500명이나 되

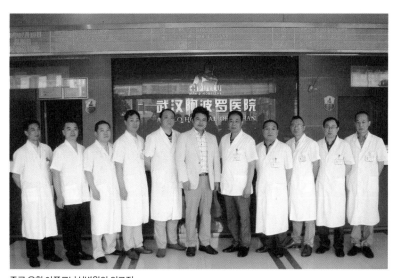

중국 우한 아폴로남성병원의 의료진

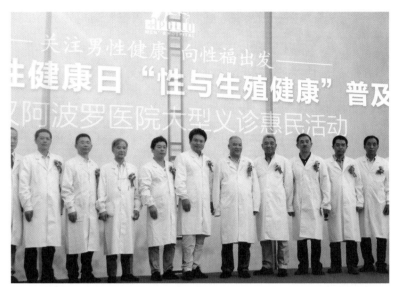

단 하나라도 꼭지는 쓰다(이 세상에 완벽한 사람은 없다) 甘瓜苦帶

어 이 지역에서는 꽤 큰 규모로 운영되고 있다. 병원을 둘러보면서 특이한 점을 발견했는데 타 병원과는 달리 한의사가 근무하고 있었다. 그의 역할은 남성갱년기 환자를 침과 뜸을 이용하여 치료하는 것이었다. 중국 비뇨기과에서 한의사가 남성갱년기 치료에 관여하는 것은 10년 만에 처음 보는 광경이었다.

이곳 의료진들이 한국 비뇨기과에서의 남성갱년기 치료에 대해 문의해 왔다. 우리나라에서 남성갱년기 진단은 설문지와 테스토스테론 측정을 통해 실시하는데, 그 방법은 다음과 같다.

## 남성갱년기 설문지

1. 성욕 감퇴가 있습니까?

2. 발기가 예전보다 덜 강합니까?

3. 기력이 없습니까?

4. 체력이나 지구력이 감퇴했습니까?

5. 신장이 줄었습니까?

6. 삶의 즐거움이 줄었다고 느낀 적이 있습니까?

7. 울적하거나 괜히 짜증이 나십니까?

8. 최근에 운동능력이 떨어진 것을 느낀 적이 있습니까?

9. 저녁 식사 후 바로 잠에 빠지십니까?

10. 최근에 일의 수행능력이 떨어졌습니까?

#1번 또는 2번에 '예'/4~10번 문항에서 3개 이상 '예'/양성으로 판정

## 테스토스테론 측정

성기능 저하는 남성호르몬인 테스토스테론 생산 부족이 주요 원인이다. 테스토스테론 분비는 20대 초반에 정점을 이루고 35세 이후부터는 매년 1%씩 감소한다. 총 테스토스테론의 정상 수치는 2.8~8.0ng/L이다. 20~30대 초반 남성은 6~8ng/L를 보이는 반면, 40대 이후 3.5ng/L 이하로 떨어지면서 남성갱년기 증상이 나타난다.

테스토스테론 치료 여부는 임상 증상과 진찰만으로 결정해서는 안 된다. 왜냐하면 테스토스테론 수준이 정상인 경우 호르몬 치료는 고환의 위축을 동반하기 때문이다. 남성호르몬 감소로 인한 성욕 감퇴와 발기력 저하 그리고 기타 임상적인 증상과 함께 혈액 내 테스토스테론 수준이 저하된 경우에만 치료를 시작해야 한다.

현재 사용 가능한 테스토스테론 또는 테스토스테론 유도체는 주사제, 경구제(구강제), 피부경유제, 피부밑 조직 삽입물 등이 있다. 각 제재의 장단점은 다음과 같다.

### ❶ 주사제

- testosterone propionate: 반감기가 19시간으로 2~3일 간격으로 주사한다. 장기 치료에는 부적합하다.
- testosterone esters(enanthate, cypionate): 2~3주 간격으로 주사한다. 근력, 성기능, 감정의 변화를 보이는 요요현상이 나타난다.
- testosterone undecanoate: 투여 간격이 10~14주로 길고, 요요현상이 적어서 많이 사용한다.

### ❷ 경구용 약물

- methyl testosterone, fluoxymesterone: 간 독성으로 장기투여에 제한이 있다.
- mesterolone: 혈중 남성호르몬 수준을 생리적 수준으로 유지할 수 없다.
- testosterone undecanoate: 림프절을 통해 흡수되므로 간독성

이 낮아 많이 사용한다.

### ❸ 피부경유제

간이 파괴되는 현상을 막고, 자연스러운 생리적 변동과 가장 유사한 장점을 갖고 있지만 피부 부작용을 일으키는 경우가 많다.

### ❹ 피부 밑 조직 삽입물

크리스털 테스토스테론이 들어 있는 알약을 하복부 지방층에 삽입한다. 작용 기간은 4~6개월이다. 도중에 중단할 경우에는 수술을 통해 제거해야 하므로 신중히 결정해야 한다.

# 남성갱년기

## 남성갱년기가 여성과 다른 점

**1. 서서히 온다 :** 여성은 40대에 여성호르몬의 수준이 거의 바닥으로 급격하게 떨어진다. 하지만 남성은 35세부터 남성호르몬 수준이 1년에 1%씩 서서히 감소한다.

**2. 광범위하지 않다 :** 남성의 갱년기는 여성처럼 광범위하지 않고 기간도 짧지만 분명 찾아온다.

**3. 여성의 완경처럼 특별한 증후가 없다 :** 여성은 완경이라는 특별한 사건을 통해 갱년기를 받아들이게 되지만, 남성은 발기부전이 오기 전까지는 자신의 갱년기를 절대 인정하지 않는다. 그래서 남성 대부분이 의학적 갱년기 치료의 혜택을 보지 못한다.

**4. 남성호르몬 감소와 더불어 여성호르몬 증가도 남성갱년기 증상을 더욱 악화시킨다 :** 남성의 호르몬 수준을 검사한 연구에서 54세 남성이 59세 여성보다 여성호르몬이 높게 나온 결과가 있다. 남성갱년기 검사를 통해 남성호르몬과 여성호르몬을 측정해서, 저하된 남성호르몬을 보충하는 치료와 더불어 높아진 여성호르몬도 낮추기 위한 노력도 필요하다.

**5. 성욕저하와 성기능감퇴가 흔하다 :** 여성은 방광과 질의 위축으로 인해 배뇨통 및 성교통이 일어나지만 남성은 성욕이 떨어지고 발기강도와 지속력이 저하된다.

## 남성갱년기에 좋은 식품 10가지

**1. 토마토 :** 토마토를 붉게 하는 물질인 리코펜이 풍부하다. 또한 강력한 항산화제로서 유리된 분자의 공격에 의해 생성되는 암세포의 형성을 억제하며, 자연 화학치료제로도 작용한다.

**2. 은행나무 잎 추출물 :** 은행추출물은 순환기계통 장애가 있을 때 복용하는데, 이는 은행추출물이 뇌에서 여러 생식기관까지의 산소 전달을 자극하기 때문이다. 《비뇨기과저널(Journal of Urology)》에 발표된 연구에 따르면 50명의 발기부전 남성이 9개월간 240mg의 은행을 복용한 결과, 발기기능이 현저하게 높아진 것으로 나타났다.

**3. 올리브유, 평지유, 견과류, 아보카도, 아마유 :** 단일불포화 지방산을 즐겨라. 좋은 에이코사노이드를 촉진하고, 콜레스테롤 수치 개선과 심혈관 건강에 도움이 된다.

**4. 연어, 고등어, 참치, 청어, 어유(간유, 어유캡슐) :** 비타민 D가 풍부하게 함유되어 있다. 비타민 D의 혈중 수치가 높을수록 남성호르몬 분비도 촉진된다. 또한 좋은 에이코사노이드도 촉진한다.

**5. 콩과 콩 가공품(예: 두부) :** 모든 기초 아미노산을 포함하고 있는 식물성 식품이다. 제니스테인은 콩 속에 함유되어 있는 이소플라본의 일종으로 발효 과정 중에 생성되는 대사물질인데 항암작용을 하며, 이미 있는 암세포의 성장도 억제한다.

**6. 오렌지 주스, 자몽 주스, 브로콜리, 백리향 :** 이러한 식품에 함유된 크롬은 균형을 잃은 혈당 수치를 정상으로 만든다. 그리고 면역체계를 강화하며 동맥경화증을 예방한다.

**7. 해바라기씨, 마늘, 참치, 황새치, 굴 :** 이러한 식품에 함유된 셀레늄은 면역체계를 강화하며, 바이러스를 제거하는 효과가 뛰어난 특성이 있다. 암세포의 성장을 저지한다는 것도 동물실험에서 증명되었다. 또한 중금속을 중화하여 소변으로 배출되게 하고, 지방이나 알코올, 니코틴과 마약류의 해독작용을 한다.

**8. 깨, 시금치, 새우 :** 이러한 식품에 함유된 마그네슘은 칼슘과 함께 뼈의 균형을 맞춘다. 규칙적인 심장박동을 유지하고, 혈액의 응고, 골다공증, 만성피로 당뇨병을 예방한다.

**9. 레드와인과 포도 :** 혈관작용을 도와 콜레스테롤 수치를 낮추고, 심장 및 순환기 계통의 질병과 감염질환을 예방한다.

**10. 굴 :** 바다의 우유로 불리며 아연이 풍부하다. 아연은 남성호르몬 분비를 촉진해 준다.

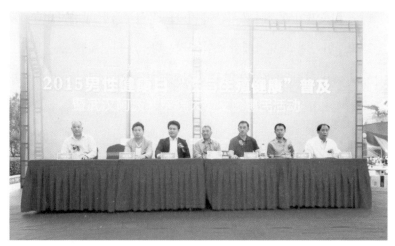

10월 28일 중국남성의 날! 우한 기념행사장

　오늘은 이곳 비뇨기과 전문의, 이 지역 남성 양생협회장과 교수를 상대로 귀두확대술에 대한 강의를 진행했다. 그 뒤에는 귀두확대술에 대한 수술지도가 있었다.

　먼저 하복부에서 확대용 자가지방을 채취한다. 슈퍼맨은 저장 진피 파우더를 확대 재료로 이용하지만 중국에는 해당 제품이 없기 때문에 지방을 이용한 것이다. 귀두하방 부위를 마취한 뒤 노코니들을 이용하여 확대할 귀두 표면의 밑부분을 박리한다. 그리고 채취한 지방을 이식하여 마무리한다. 이것은 기존의 귀두확대술이 효과도 적으면서 부작용이 많아 환자의 만족도가 낮다는 점에 착안해서 슈퍼맨이 개발하여 대한비뇨기과개원의 추계학술대회에 발표한 신기술 수술법이다.

　이 수술법의 장점은 다음과 같다.

1. 귀두 표면이 팽팽하고 시간이 지나도 쭈글쭈글한 변형이 없다.

2. 확대한 내용물이 밖에서 보이지 않는다.

3. 귀두를 직접 절개하지 않고 성형외과 기구인 노코니들을 사용하기 때문에 비침습적이다.

4. 환자의 몸에서 확대 재료를 채취하지 않기 때문에 이로 인한 반흔이 없다.

5. 진피 블록을 이용하지 않기 때문에 딱딱하거나 울퉁불퉁하지 않다.

6. 저장 진피 파우더를 이용하기 때문에 자연스럽다.

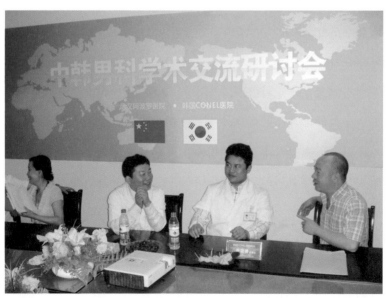

한중 남성수술 교류연구회에서 왕사장 전철남과 함께

# 귀두확대술

**1. 필러를 이용한 점막하 귀두확대술 :** 가장 간단한 귀두확대 방법이어서 가장 많이 사용하지만 만족도는 매우 떨어진다. 귀두점막하에 필러를 넣기 때문에 외관상 하얀 필러가 바로 보여서 누가 보더라도 거부감이 있다. 초기에는 귀두가 팽팽하지만 시간이 지나면서 표면이 쭈글쭈글해져 나이가 들어 보인다.

**2. 귀두 밑 직접 절개를 통한 귀두확대술 :** 귀두 뒷부분을 메스나 큰 니들을 이용해서 직접 박리하는 침습적인 방법이다. 확대 재료로는 실리콘, 진피블록, 지방, 인조 또는 저장 진피를 사용한다. 이러한 재료는 부자연스럽고 딱딱하고 매끈하지 않다. 환자의 진피나 지방을 채취한 경우는 수술시간도 길어지고 회복도 늦어지는 단점이 있다.

**3. 노코니들을 이용한 새로운 귀두확대술 :** 누가 보더라도 태어났을 때부터 컸던 것처럼 자연스럽게 하는, 기존의 귀두점막하 필러를 이용한 확대술의 단점과 귀두의 직접절개를 이용한 관혈적 수술의 단점을 동시에 개선한 수술법이다.

전장에서는 칼만 쓰는 병사보다는 여러 가지 무기를 다룰 줄 아는 병사가 효용이 높다. 마찬가지로 귀두확대를 할 계획이라면 위와 같은 모든 수술법을 다 활용할 줄 아는 남성 클리닉을 방문하는 것이 매우 중요하다.

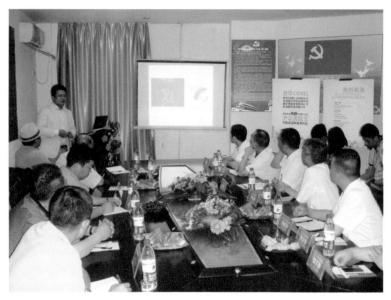
슈퍼맨이 개발한 귀두확대술에 대한 강의 중

　　중국에서 남성의 날인 10월 28일! 남성의 날은 남녀평등 촉진 조례에 따라 2011년에 처음 시행되었다. 참고로 여성의 날은 3월 8일이다. 점심 식사를 하면서 백운변주(지역 향토주)를 한 병 마시고 행사장으로 이동했다.

　　남성의 권익 보호를 위해 생긴 이날에는 성인 남성에게 반일간의 휴가를 준다. 또한 남성에게도 최소 30일간의 육아휴직을 쓸 수 있도록 하자는 내용이 남녀평등 촉진 조례에 포함되어 있다. 중국의 개혁 개방이 이루어지면서 생활리듬이 빨라지고 이에 따라 남성의 스트레스가 높아질 수밖에 없다. 그래서 남자만의 휴가를 가질 수 있게 배려한 것이다. 사회가 남성의 생활에도 관심을 가져야 하며 그래야 남녀의 조화

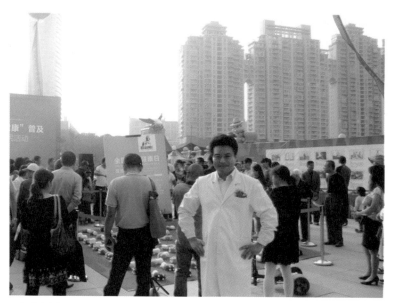
중국 남성의 날, 우한의 야외행사장

로운 진보가 실현될 것이라는 취지다.

행사는 야외호수 시민공원에서 이루어졌다. 슈퍼맨의 개막식 축사와 함께 각종 성기구 및 골동품의 전시 및 모델들의 행진이 이어졌다. 매우 낯 뜨거운 장면의 연속이었지만 비뇨기과적으로는 흥미진진한 장면들이었다. 그리고 현장에서 남성건강 상담과 함께 행사장 중앙에서 시민과 함께하는 오락게임이 진행되었다. 항상 느끼는 거지만 한국의 비뇨기과는 시장의 포화로 인해 레드오션이 되었는데, 중국에서는 이런 사회적 분위기와 더불어 바야흐로 성에 대한 인식의 변화가 일어나고 있다. 이곳 비뇨기과 시장의 폭발적인 수요와 비약적인 발전을 미리 내다볼 수 있게 해 준 남성의 날이었다.

슈퍼맨비뇨기과 윤종선 원장의 중국 역사, 문화, 사람 이야기 | 우한武汉

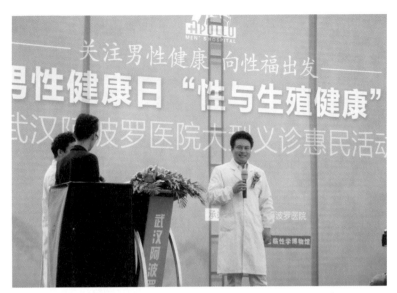

중국 남성의 날, 기념축사를 하는 슈퍼맨

행사를 끝내고 호수공원 옆 연회장에서 바로 술자리가 이어졌다. 이 곳 대표원장과 왕 사장과는 이미 항저우에서 자주 술자리를 가졌기 때문에 특히나 기대가 되었다. 워낙 호탕하고, 술도 엄청나게 마시기 때문에 슈퍼맨과는 죽이 잘 맞는다. 그래서 오늘 술자리의 사진은 한 장도 없다. 이전에 마셨던 술자리의 사진도 물론 없다. 앉자마자 워낙 술을 퍼붓기 때문에 사진 찍을 시간이 없기 때문이다. 술자리 사진을 수소문해 보니 오래된 우한에서의 사진을 한 장을 받을 수 있었다.

오늘의 술은 바이윈비엔지우白云边酒다. 바이윈비엔지우는 그 유명한 이백李白의 시에서 이름을 따온 술이다. 시성 이백이 동정외호변洞庭

外湖邊에서 쓴 〈陪族叔刑部侍郎曄及中書賈舍人至遊洞庭〉라는 시의 한 부분을 소개한다.

南湖秋水夜無烟 남녘 가을 호수에 밤이 드니 물안개도 걷히네
耐可乘流直上天 배 타고 하늘로 바로 올라갈 수 없을까
且就洞庭睬月色 동정호가 달빛까지 얻었으니
將船買酒白雲邊 배로 흰 구름가에 가 술이나 사 볼까

달빛 밝은 밤, 호수의 하늘에 별이 점점이 있고 흰 구름도 둥실 떠 있는 아름다운 동정호의 정경에 흠뻑 취해 즉흥적으로 만든 시로, 뛰어난 묘사성과 호방함이 엿보인다. 1952년에 후베이성湖北省의 '湖北省白云边酒廠'이라는 술 회사는 이 시의 '백운변白云边' 시구를 차용해 바이윈비엔지우를 생산하기 시작했다.

이렇게 멋지고 유명한 이백 시의 명성 때문일까. 바이윈비엔지우는 중국에서 생산되는 술 중 향기로 구분할 때 기타 향형香型 중 두 가지 향이 합쳐진 농장겸향형浓酱兼香型에 속하는데, 이 중에서 으뜸인 술로 자리 잡게 되었다. 이 회사는 1994년에는 '湖北白云边集团'이라는 이름으로 다시 창립

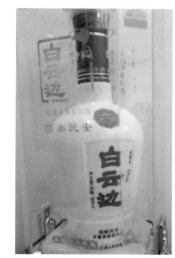

백운변주

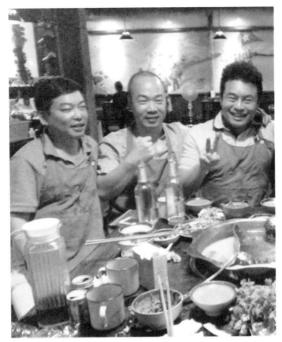

술로 맺어진 절친, 우한 아폴로남성병원의 왕 사장과 함께

되어 현재까지 명주 생산가로서의 이름을 이어 오고 있다.

농향과 장향이 혼합된 이 술은 목 넘김이 약간 있어서 자주 바이주를 접하지 않으면 꽤 힘든 술이다. 하지만 그 향의 깊은 맛을 음미하기 시작하면 그 향에 취해 언제 넘어갔는지도 모르게 다음 잔을 기다리게 되는 마력이 있다.

그날 저녁 상하이에서 약속이 있었던 우리는 비행기 시간에 맞추다 보니 급하게 술을 마셨다. 똑바로 걸을 수 없었던 우리 일행은 비행기 탑승이 거부된 데다 손지갑도 분실했다는데 기억이 전혀 나지 않는다.

그렇게 또 한 번 왕 사장과의 잊지 못할 추억을 뒤로하고 다음 날 상하이에서 몽롱한 하루를 시작했다. 그날 심하게 취한 우리를 상하이까지 무사히 데려다준 생명의 은인에게 다시 한번 감사드린다. 그리고 이번 여름에 다시 방문할 것을 생각하니 벌써부터 입가에 미소가 그려진다.

### 제11장

# 천년 고도, 역사적인 도시 장안으로 더 알려진 시안

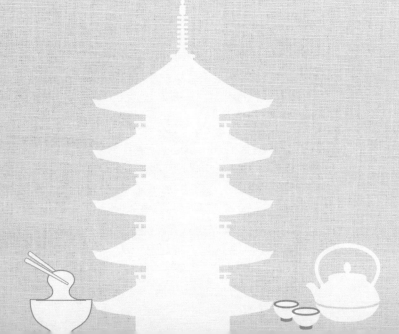

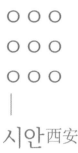

# 시안西安

오늘은 중국의 시안西安으로 가기 위해 집을 나섰다. 시안은 한나라에서 당나라에 이르기까지 약 1,000년 동안 국도國都로 번영한 역사적 도시이며, 그동안 창안長安이라는 이름으로 불렸던 곳이다.

병마용과 진시황릉 그리고 양귀비와 당 현종의 러브스토리가 시작된 곳으로 정말 가고 싶었던 도시였음에도 그간 방문할 기회가 없었다. 그러던 차에 반가운 연락이 왔다. 시안에는 남성전문병원이 네 곳 있는데 그중 하나인 시안 주릉병원에서 슈퍼맨을 초청한 것이다. 평상시 같으면 이런저런 조건을 맞춰 보고 방문을 결정하나 이번만큼은 특별한 요구사항을 달지 않고 전격적으로 방문을 결심했다. 시안의 셴양국제공항에 내려서 환영을 나온 병원 관계자와 공항 앞에서 기념촬영을 했다.

"중국의 과거를 보려면 시안, 현재를 보려면 베이징, 미래를 보려면

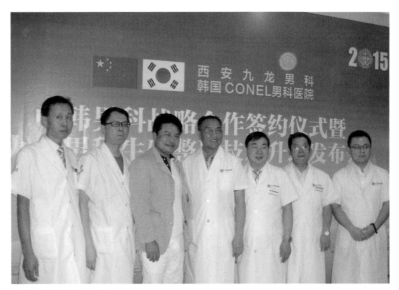

시안 주롱남성병원의 의료진

상하이를 보라."라는 말이 있다. 여기는 중국의 과거를 대표하는 시안
이다. 이곳엔 5,000년의 중국 역사가 살아 있다. 중국 최초의 통일제국
진나라의 수도, 동서양을 잇는 실크로드의 출발점, 중국에서 이슬람교
와 기독교를 가장 먼저 받아들였던 국제도시. 이러한 저력을 바탕으로
그리스의 아테네와 이탈리아의 로마, 이집트의 카이로와 더불어 세계
4대 고대 도시로 꼽히는 시안은 그야말로 중국을 대표하는 역사와 문
화의 고장이다.

　시안의 중심에는 시안성이 있다. 높이 12m, 두께 15m, 둘레 14km
인 시안성에는 네 개의 문이 있는데, 그중 서문이 실크로드의 출발점이

었다고 한다. 시안성에 올라가면 자전거를 타고 달리는 사람들이 눈에 띈다. 자전거를 타고 90분가량 달려야 하는 시안성 일주 코스에 도전하는 사람들이다.

중국을 최초로 통일한 진시황秦始皇은 사후세계를 믿었고, 이에 자신이 죽어서 살아갈 궁전 같은 거대한 무덤을 건설했다. 이곳은 오랫동안 베일에 감춰져 있었는데 우연한 계기로 세상에 알려졌다.

2018년에 82세의 나이로 사망한 중국인 자오깡민 씨는 1974년 3월 29일 여름에 가뭄이 심해지자 우물을 파기로 마음을 먹었다. 감나무 밑에서 곡괭이로 땅을 파는데 사람 얼굴 모양의 진흙 덩어리가 나왔다. 그 이전에도 마을 곳곳에서 이런 일은 있었지만 사람 얼굴을 한 진흙 덩어리가 나온 것은 처음이었다. 세계 8대 불가사의인 진시황 병마용이 세상 밖으로 모습을 드러낸 역사적인 순간이었다.

그곳은 병마용 1호 갱으로 가로 230m, 세로 62m, 면적 1만 4,260m²의 거대한 공간으로 1976년에 전시관이 개관했다.

지금까지 발굴된 갱도 네 곳에서 약 8,000점의 병사와 130점의 전차와 520점의 말이 발견되었다. 진흙으로 만든 키 175cm, 무게 120kg의 실물보다 훨씬 크게 만든, 같은 표정이 없는 수많은 병사와 말을 불에 구워서 만든 초대형 도자기다. 원래는 채색이 되어 있었으나 발굴 당시에 외부 공기와 접촉되면서 그 색이 사라졌다고 한다. 병사들은 진시황의 무덤을 지키기 위해 청동기 무기로 무장을 하고 있다. 기르던 말 수십 마리를 순장한 기마갱, 진귀한 동물 수십 마리를 순장한 동물

슈퍼맨비뇨기과 윤종선 원장의 중국 역사, 문화, 사람 이야기 | 시안西安

갱, 사람이 묻힌 무덤도 발견되었다.

　1호 갱은 황제를 보좌하는 좌군, 2호 갱은 우군, 3호 갱은 지휘부에 속한다. 4호 갱은 보급대로 지금도 발굴 중이다. 현재의 발굴기술로는 원형을 훼손할 수 있다는 판단 아래 대대적인 발굴은 피하고 있으며, 전체를 발굴하려면 앞으로도 몇 세대는 지나야 할 것으로 예견하고 있다.

　진시황릉은 병마용 전시관에서 1.5km 정도 떨어진 곳에 있다. 높이 80m, 가로 500m, 세로 400m로 멀리서 바라보니 하나의 산이 서 있는 듯했다.

　사마천의 《사기》에 따르면 지하궁전은 진시황이 생전에 살았던 아방궁을 모방해서 지었으며, 강을 이룰 정도의 엄청난 양의 수은을 이용하여 황릉을 외부 침입자로부터 보호할 수 있도록 설계되었다. 자신의 사후세계를 위해 기원전 246년부터 208년까지 인부 70만여 명을 동원해 무려 37년에 걸쳐 조성했다는 무덤이다.


　흉노족을 막기 위한 만리장성, 미로와 같은 거대한 아방궁, 불로장생을 꿈꾸며 불로초를 찾기 위해 서복을 파견하는 등 죽은 후에도 대륙을 지배하고자 했던 진시황! 그랬던 그는 결국 불과 50세의 나이에 병으로 죽음을 맞이한다. 비록 죽음은 막지 못했지만 진시황의 삶이 슈퍼맨은 한마디로 부럽다! 사나이로 태어나서 이 세상에 획을 그을 만한 무언가를 남성의학에 남기기 위해 더 열심히 살아야겠다고 다짐해 본다.

　시간이 많지 않아 간단하게 둘러본 뒤 주룽남성병원으로 돌아왔다.

이 병원은 여러 개의 건물이 연결된 구조여서 수술방과 진찰실 그리고 원장실을 다니는 게 미로 찾기처럼 어려운 엄청나게 큰 곳이었다. 또다시 중국의 막대한 자본과 배포가 부러운 순간이었다.

오늘은 슈퍼맨이 개발한 특수보형물을 이용한 길이연장술과 내외부 동시고정술을 이용한 길이연장술에 대한 강의를 진행했다. 기존의 길이연장술은 현수인대 절제술과 inverted V-Y와 Z-plasty를 이용한 피부연장술을 이용했기 때문에 환자들의 불만이 많았었다. 대표적인 불만은 다음과 같은 것들이다.

문제 1. 현수인대 절제한 부위의 수축성 반흔(scar) 때문에 수술 전보

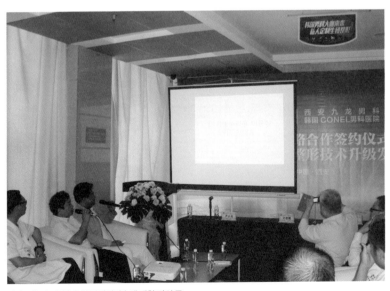

자라고추의 교정수술인 길이연장술에 대한 강의 중

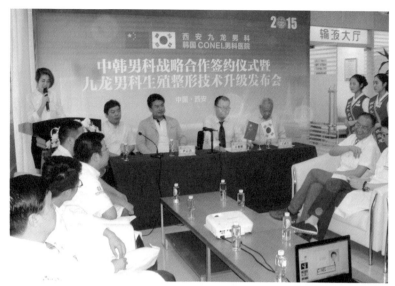

슈퍼맨과 시안 주롱남성병원의 업무협약식

다 더 짧아짐.

문제 2. inverted V-Y와 Z-plasty를 이용하기 때문에 반흔이 커지면서 딱딱해짐.

문제 3. 근본적인 수술이 아니다 보니 발기 시 길이가 연장되지 않고 똑같음.

그 외에도 여러 가지 문제점이 발생해 길이연장술은 자주 시행되지 않고 있다. 이에 슈퍼맨은 이 문제들을 해결하기 위해 10년 동안 수많은 연구를 통해 다음과 같은 수술법을 고안했다.

문제 1 해결: 절제 부위의 수축성 반흔 때문에 수술 전보다 더 짧아지는 것을 방지하기 위해 보형물을 이용했다. 기존에도 인조진피나 일반보형물을 이용한 시도가 있었으나 인조진피를 이용한 경우에는 별 효과가 없었으며, 일반 보형물도 고정을 잘해도 그 모양 때문에 한계가 있었다. 그래서 슈퍼맨은 UP & Down Wedge shaped 보형물을 개발해 문제점을 보완했다.

문제 2 해결: inverted V-Y, Z-plasty 그리고 double Z-plasty를 이용하여 반흔만 엄청 커지면서 딱딱해지는 피부연장술은 길이연장술에 전혀 도움이 되지 않는다. 그 대신 슈퍼맨은 modified transverse incision만을 이용하여 반흔을 줄이고 길이연장효과는 배가되는 방법을 고안했다.

문제 3 해결: 슈퍼맨이 유럽에서 공부할 때 진성길이 연장술이 유행했다. 환자의 늑골 연골을 떼어 발기조직과 귀두 사이에 이식하여 실제로 길이를 늘이는 수술이다. 한국의 비뇨기과 병원이 유럽처럼 대형화된다면 꽤 바람직한 수술법이라고 할 수 있다. 현재는 자가늑골 연골 대신 저장연골이 생산되면서 수술시간도 단축되고 좋아졌지만 국내에는 아직 허가가 나지 않아서 수입이 불가능하다. 그렇지만 외국인은 워낙 사이즈가 큰 사람이 많기 때문에 상대적 박탈감으로 이런 과도할 만큼의 길이연장술을 시행하지만, 비교적 작은 사이즈가 많은 아시아에서는 슈퍼맨이 수많은 연구 끝에 개발한 변형된 내외부고정술을 이용하면 진성길이 연장술이 가능하다.

새로운 수술법을 소개하는 강의가 끝나자 중국 의사들의 경이로운 눈빛과 함께 수많은 질문공세가 이어졌다. 백문이 불여일견이라 무슨 말이 필요할까? 바로 이어서 수술 방법을 지도했다. 이렇게 경이로운 수술에 대한 전후 사진을 공개된 지면에 게시할 수 없음이 몹시 안타까울 뿐이다. 점심도 거른 채 이어진 수술지도와 함께 해가 저물고 있었다.

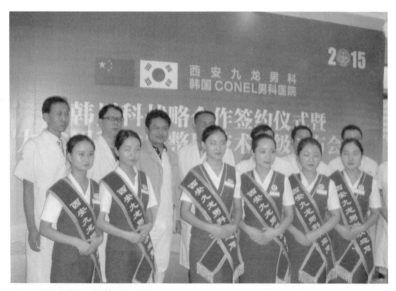

2015년 시안 지우롱 남성병원의 환영행사장

# 잠복음경 교정술과 다양한 길이연장술

**1. 현수인대 제거술 :** 음경과 치골 사이의 현수인대를 일부 잘라 성기가 2~5cm 정도가 연장되는 효과를 기대할 수 있다. 성 기능의 저하에는 영향을 미치지 않아 안전한 수술이다. 길이연장술은 음경이 몸 안에 잠복해 작아 보이는 함몰 음경을 견인하는 수술법이다. 발기 시 길이는 같지만 평상시에 피부 길이가 연장되어서 사우나에서 느끼는 위축감을 없애고 자신감을 세워 주는 방법이다.

**2. 윤상인대 제거술 :** 드물게 함몰 음경이 음경해면체를 심하게 잡고 있는 윤상인대를 적절하게 박리하고 일부 제거하여 성기 길이를 늘린다.

**3. 지방흡입 또는 제거술 :** 비만으로 인해 음경이 복부비만에 파묻히면 외부생식기가 짧아진다. 이런 경우에는 길이연장술과 함께 주변의 지방을 제거하거나 지방흡입술을 동시에 시행한다.

**4. 선천성 건삭제거술 :** 발기조직인 음경해면체와 음경의 결체조직 사이에 선천성 건삭이 있으면 음경이 밖으로 빠져나오지 못하고 잠복되는 경우가 발생한다. 음경을 전체적으로 박리하면서 잡고 있는 건삭을 모두 제거해 준다.

잠복음경의 원인은 매우 다양하여 한 가지 수술만으로 해결되는 경우는 드물다. 원인을 찾고 다양한 수술기법을 적용해야 하는 고난도의 수술이므로 반드시 실력 있는 전문병원을 방문해야 한다.

슈퍼맨비뇨기과 윤종선 원장의 중국 역사, 문화, 사람 이야기 | 시안西安

다음 날은 공연을 보며 식사하는 곳으로 갔다. 이곳에서 제일 유명한 'Tang Dynasty Show'를 볼 수 있는데 이를 찬팅餐厅이라고 한다. 자리에 앉자 라스베가스식 쇼가 펼쳐지며 광동식 요리가 나왔고, 그 무대에 점차 빠져들었다.

이 쇼에서는 당나라 수도였던 곳답게 당나라 이야기를 화려한 가무로 만들어 보여 주었다. 당나라를 대표하는 시인 백거이가 당 현종과 양귀비의 사랑을 노래한 대서사시 '장한가'를 따라 진행된다. 당의 6대 황제인 현종과 며느리였던 양귀비의 사랑, 안녹산의 난을 피해 도주하다 비극적 종말을 맞이하는 장면 그리고 지키지 못한 그녀만 그리워하면서 6년이라는 세월을 보내다가 현종이 숨을 거두는 순간까지 멋진

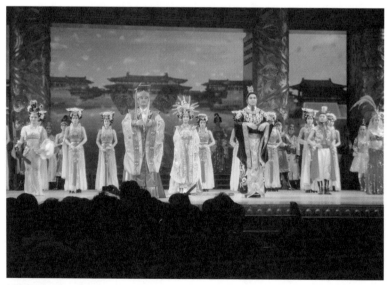

시안의 Tang Dynasty Show

무대가 이어졌다. 대사를 모두 완벽하게 알아듣지는 못했지만 공연 내 내 슈퍼맨이 느낀 감정은 설렘과 흥분 그 자체였다.


> 연꽃 휘장 속에서 보낸 뜨거운 봄밤
> 봄밤이 너무 짧아 해가 높이 솟았구나
> 황제는 이날 이후 조회에도 나오지 않네
> 후궁에 미인들은 3,000명이나 되었지만
> 3,000명의 사랑을 한 몸에 받았네
> 금으로 치장한 궁궐에서 화장을 끝내고 기다리는 밤
> 백옥누각에 잔치 끝나면 피어나는 봄


양귀비와 현종의 사랑을 노래하는 부분으로 꿀물이 흐르는 듯한 느낌이다.

양귀비는 중국 4대 미녀 중 한 사람으로서, 사람의 마음을 미혹하고 중독시키는 아편 꽃에 양귀비란 이름을 붙인 것을 보면 그녀의 미모는 어지간히도 치명적이었던 것 같다.


> 싸늘한 봄 황제의 은총이 내려 화청지에서 목욕할 새
> 온천물 부드럽게 기름진 살결을 씻어 내리네
> 나른하여 예쁜 그녀를 시녀들 부축하여 일으키자
> 비로소 황제의 은총 새롭게 받게 되었네

양귀비가 화청지華淸池에서 목욕을 하고 나오면서 투명하게 비치는 겉옷 안으로 속옷을 입고 전족을 한 그녀의 속살이 적나라하게 드러내는 부분을 묘사한 내용이다.

양귀비는 날씬하고 가녀린 미모와는 거리가 먼 자질풍염資質豊艶으로 풍만하고 농염했다고 한다. 통통한 몸매에 희고 매끄러운 피부를 가졌던 그녀는 매일 온천물에 몸을 닦고 새로운 화장법을 개발했으며 가무에 뛰어났다고 한다.


서쪽으로 도성 문 백여 리를 나오더니
어찌하리오! 호위하던 여섯 군대 모두 멈추어 서네.
아름다운 미녀 굴러떨어져 말 앞에서 죽으니
꽃비녀 땅에 떨어져도 줍는 이 아무도 없고,
비취깃털, 공작비녀, 옥비녀마저도
황제는 차마 보지 못해 얼굴을 가리고
돌아보니 피눈물이 흘러내리네.


그녀의 죽음을 묘사한 부분이다. 슈퍼맨은 너무나 슬펐다. 양귀비를 자신의 말을 이해하는 꽃. 그래서 해어화解語花라고 부르지 않았던가.

하루는 그녀가 정원 산책 중에 무의식중에 함수화(미모사)를 건드리게 되었다. 이때 함수화는 그녀의 아름다움에 부끄러워하며 바로 꽃잎을 말아 올렸다.

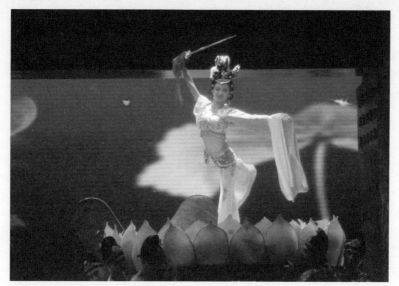

아편꽃과 양귀비의 치명적인 아름다움

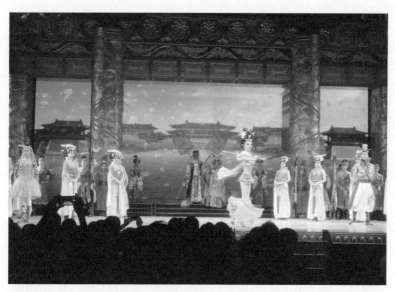

사랑한다는 것은 그 사람이 살게 해 주는 것이다愛文欲期

수화羞花 양귀비! 꽃을 부끄럽게 만드는 아름다움이라고 그녀를 찬탄했던 현종! 그렇지만 절체절명의 순간에 사랑보다는 자신의 목숨을 선택한 그 남자.

화무십일홍花無十日紅 권불십년權不十年. 열흘 이상 붉은 꽃 없고, 권세는 10년을 가지 못한다는 말이 있듯이 이 쇼를 보고 있자니, 슈퍼맨에게는 세상사가 아무것도 아닌 듯 느껴졌다.

양귀비의 죽음과 관련해 또 다른 재미있는 설이 있다. 양귀비의 아름다움에 따라간 군졸들이 차마 죽이지 못하고 일본으로 탈출시켰다는 이야기다. 일본으로 건너간 양귀비는 30여 년을 일본에서 더 살았다고 하는데, 이 이야기를 뒷받침하는 유물과 사당, 무덤이 일본 야마구치현에 남아 있으며, 실제로 양귀비의 후손이라고 하는 가문의 족보까지 있다고 한다.

중국 남성병원을 10여 년 동안 방문하면서 이렇게 남성수술이 많은 곳은 시안이 처음이었다. 그 탓에 여기저기 방문해 보고 싶은 곳이 많았으나 시간 여유가 없어 포기해야 했다. 양귀비와 현종이 겨울이면 함께 지낸 곳, 역사적인 현장인 화징츠華淸池는 병원에서 승용차로 30분 거리라고 하는데 그마저도 결국 가지 못했다. 다른 도시에서도 일정에 쫓겨 유명 관광지를 방문하지 못하는 경우가 종종 있긴 했지만 그렇게 아쉽지는 않았다. 하지만 이곳 시안은 아쉬움이 컸기에 앞으로 자주 방문할 기회가 있었으면 하는 마음이 들었다.

오늘의 술은 시펑주西凤酒였다. 이곳 거리의 버스정류장은 시펑주 광고로 도배되어 있다. 술병이 예쁜 도자기로 되어 있었고, 술병을 보는 것만으로도 그 향이 궁금한 술이다.

진 왕정 25년에 진나라는 제나라를 멸망시키고 진멸 6국으로 천하를 통일했다. 진주秦酒, 지금의 시펑주로 개국 대축제를 성대하게 진행했는데, 이때부터 진주는 왕조의 궁궐주로 지정되었다.

전설에 따르면 봉상凤翔이라는 곳은 봉황凤凰이 자라는 지역이다. 봉황의 울음소리가 들리는 산이 있었으며, 사람들은 피리로 봉황을 불러내곤 했다고 전해진다. 그 방향이 서쪽이라 사람들이 서부봉상西府凤翔이라고 불렀다고 하여 근대에 와서 술 이름도 시펑주가 되었다고 한다. 즉 지역명을 따서 생긴 술 이름이다.

시펑주는 봉향형凤香型 술의 독특한 향을 지니고 있다. 청하나 담하지 않고淸而不淡, 농하나 화려하지 않다浓而不艳. 시고, 달고, 쓰고, 맵고 그리고 향기로운 맛의 조합으로 이루어져 있다. 액은 무색, 청결, 투명 그리고 청방감윤淸芳甘润하다.

시펑주의 이런 독특한 맛과 향은 이 술의 특별한 발효구덩이와 숙성용기에서 생성된다. 농향형 술과는 달리 한 번 사용한 구덩이는 두 번 다시 쓰지 않는다. 그리고 주하이酒海 라고 하는 숙성용기 속에서 숙성 과정을 거친다. 싸리 나뭇가지로 만든 바구니를 돼지 피를 두른 마지로 막고 그 위에 달걀과 밀랍 그리고 유채 등을 섞어 마무리한다. 이런 도료와 함께 술이 3년 동안 숙성 과정을 거치면서 시평주만의 독특한 맛과 향이 만들어진다.

슈퍼맨이 설레는 마음으로 한 모금 마셔 보니 기대했던 대로 입에 들어가면서 그 맛이 달고 연하고 순박하기 그지없었다. 그리고 목으로 넘기니 풍만한 과일향으로 입안이 도배되어 그 끝 맛이 참 오래갔다.

사실 시안에 도착해서 며칠간 술을 거의 입에 대지 않았다. 시안에 오기 전 서울에서 워낙 술을 많이 마셨던 터라 속이 계속 좋지 않았고, 잡혀 있던 수술도 많아 선뜻 마시지 못했던 것이다. 교육과 수술지도에 상당한 시간이 들고 신경 써야 할 부분도 많아 일정 동안에는 술을 자제할 수밖에 없다.

모든 교육 일정이 끝나고 만찬을 하는데 슈퍼맨이 마시는 술의 양과 속도에 병원 사람들은 놀라움을 감추지 못했다. 시안에 온 이후로 거의 술을 입에만 대고 내려놓았더니 다들 슈퍼맨은 술이 약한 줄 알았던 모양이다.

중국에서 술과 함께 꼭 경험해야 할 것이 그 지역 고유의 마사지다. 중국에 가면 발 마사지는 꼭 받아 보는 게 좋은데, 시안의 발 마사지도 유명한 관광지답게 규모도 크고 시설도 끝내주었으며 무엇보다 청결했다.

슈퍼맨은 항상 이렇게 생각한다. 병원은 수술 실력이 좋아야 하고, 식당은 음식이 맛있어야 하고, 마사지 숍은 피로하고 아픈 곳을 확실히 풀어 줄 수 있어야 한다. 그것이 기본이 되어야만 거기에 가격과 서비스 등 다른 요소가 동반되었을 때 성장도 가능한 것 같다.

다음 날도 천년의 고도 시안과의 이별을 아쉬워하면서 시펑주로 마무리를 지었다.

제12장

# 남송 시대의 수도,
# 중국의 7대 고도 중 하나인 항저우

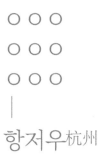

# 항저우杭州

"하늘에는 천당이 있고, 땅에는 항저우杭州와 쑤저우苏州

가 있다上有天堂, 下有苏杭."

중국 속담이다. 오늘은 이 속담에 나오는 항저우로 향하는 비행기에
몸을 실었다.

항저우는 어떤 곳일까? 2,200년 전 진나라 때 건립된 항저우는 중국
의 7대 고도 중 하나다. 남송 시대의 수도였고 지금은 저장성의 성도다.

마르코 폴로가 쓴 《동방견문록》에서는 항저우를 이렇게 묘사하고
있다. 항저우에는 600명을 태울 수 있는 커다란 배가 드나들며 동아프
리카 해안, 마다가스카르까지 진출해 활발히 무역을 했다. 벵갈에서는
물소 뼈가, 인도와 아프리카에서는 상아, 산호, 진주, 수정, 향료 등의
고가품이 들어왔다. 이에 따라 식당과 유흥업이 번창하여, 회랑에서 정

장을 한 미모의 기녀들이 손님에게 술을 권하는 모습이 멀리서 보면 마치 선녀와도 같았다. 진귀한 꽃이나 수목을 감상할 수 있는 공원과 정원이 펼쳐져 있었고, 다양한 즐거움을 주는 축제로 인하여 천국에 있는 듯한 환상에 빠져드는 곳이었다.

슈퍼맨이 10년을 다니며 본 이곳은 시후西湖를 중심으로 밤문화와 술문화가 발달했을 뿐만 아니라, 미녀가 많고 정취도 뛰어난 살기 좋은 곳이다. 초창기에는 중국의 성형외과를 주로 다녔는데 그때 방문했던 항저우의 러블리 성형외과, 빅토리아 성형병원 그리고 두 시간 거리에 있는 사오싱紹興의 오성형병원과 쑤저우의 우성형병원 등이 주마등처

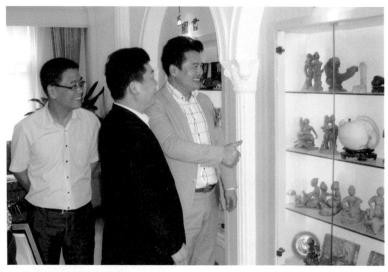

항저우 아폴로남성병원 내 성박물관

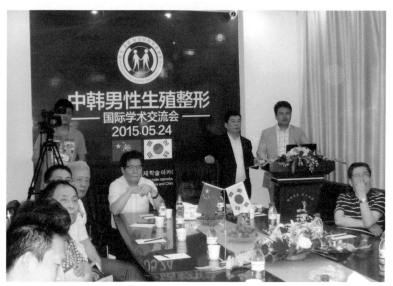

한 번에 끝내는 음경피부이식술 및 음낭피판술 강의

럼 떠오른다. 그 당시에는 나를 알아주는 사람이 없어 비행기 표부터 숙식 그리고 현지 통역 섭외까지 모든 걸 자비로 해결하며 힘들게 다녔던 때였다. 그 모든 어려움을 모두 이겨 내고 이 자리까지 왔다는 게 사뭇 자랑스럽기도 하다.

2009년에는 동양국제학회의 초청을 받아 조루증 치료에 대한 강의를 진행했다. 그때 사진을 펼쳐 보니 꽤 푸릇푸릇했던 슈퍼맨의 모습에 웃음이 나온다. 그 당시 동행했던 창원 형(당시는 송파구의 개업의였으나 지금은 서울대 교수로 재직 중이다)과 우장춘이라는 고량주로 의기투합하여 실신했던 기억이 새삼스럽다. 지금도 만나면 여전한 그 술 양만큼이나 우리 우정도 변함이 없다.

오늘은 아폴로남성병원과의 협력식에 참석하기 위해 방문한 참이다. 병원은 시후 인근에 위치하고 있었다.

시후는 7세기 수나라가 건설한 대운하의 종점으로, 중국 남송시대부터 문인들의 사랑을 받아온 호수이자 항저우의 상징이다. 시인들은 이곳에서 뱃놀이를 즐기면서 시후의 아름다움을 칭송했는데 그중에서 가장 유명한 시는 소동파의 시다.

바다처럼 드넓은 시후의 풍경을 담은 소동파의 시를 한 편 감상해 보자.

水光瀲灩晴方好   물빛이 반짝반짝하니 날이 개어 참 좋구나
山色空濛雨亦奇   산색이 몽롱하니 비가 와도 또한 좋다
慾把西湖比西子   시후를 서시에 비유하면 어떨까
淡粧濃抹總相宜   엷게 화장을 해도 짙게 화장을 해도 항상 어울리는
것과 같다

고대 중국 4대 미녀 중 한 명인 서시西施에 비유해 "아침에도 좋고 저녁에도 좋고 비 오는 날에도 좋다."라고 할 만큼 아름다운 호수라는 뜻이다.

춘추전국 시대 월나라의 빼어난 미인이자, 오나라를 망하게 했던 항저우의 여인 서시와 관련한 여러 고사가 있는데, 대표적인 것이 침어沈魚다. 그녀는 어릴 때부터 천성이 곱고 용모가 아름다워 항상 부러움을

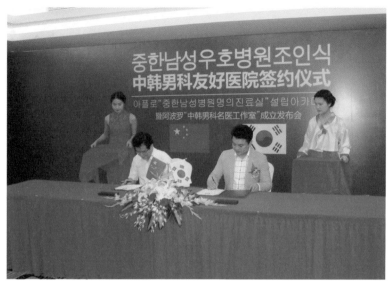
슈퍼맨과 항저우 아폴로남성병원의 업무협약식

샀는데, 하루는 강가에서 빨래를 하는 그녀의 아름다운 모습이 맑은 강물에 비쳤다. 이때 물고기가 물에 비친 아름다운 서시의 모습에 도취되어 헤엄치는 것도 잊어버리고 강바닥으로 가라앉았다고 한다.

또한 위장병이 있던 서시가 이마를 찌푸리고 걷고 있는데, 이 마을의 추녀가 그래야 아름다운 줄 알고 자기도 역시 가슴에 두 손을 얹고서 남이 보는 데서 얼굴을 찌푸렸다. 추녀의 그 모습을 보기 싫어 마을 사람들은 문을 굳게 닫아걸고서 나가지 않았으며, 일부는 다른 마을로 달아났다고 하는 이야기도 있다. 참으로 보고 싶은 침어沈魚, 서시를 생각하며 병원에 도착했다.

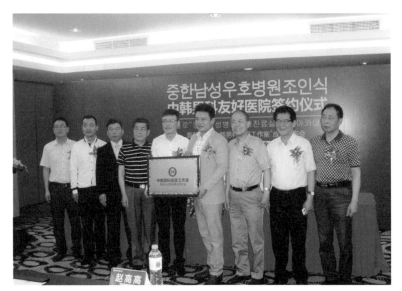

한중 남성우호병원 조인식

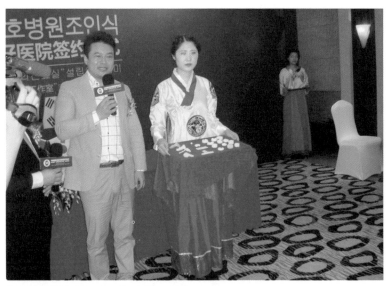

응경보형물 확대술의 종류와 특징을 설명하는 슈퍼맨

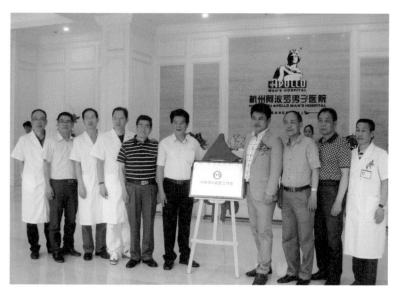

항저우 아폴로남성병원의 의료진

아폴로남성병원의 성대한 환영식이 이어졌다. 축사와 인터뷰도 진행되었다. 이 병원은 항저우가 본원이고 상하이와 우한에 분원이 있다. 그리고 추가로 3개 도시에 분원을 내기 위해 현재 공사 중이다. 오늘은 각 병원의 대표원장이 모두 참석하여 슈퍼맨과 조인식을 마치고 기념 촬영을 했다.

오늘의 강의와 교육은 '한 번에 끝내는 남성 피부이식술 및 피판술'이다. 수술을 하는 의사는 꼭 습득해야 할 기술이다. 하지만 비뇨기과 전문의 중 대부분이 이 수술을 할 줄 모른다. 할 줄 알더라도 개인의원에서 국소마취로 할 수 있는 전문의가 거의 없다는 것이 문제다. 그래서 대부분이 대학병원 성형외과로 전원하는데 그 과정에서 일이 더 복잡해지기도 한다. 왜냐하면 성형외과에서는 남성의 성기에 대한 경험이 없어서 교과서적으로 치료하기 때문이다.

성기는 모양도 중요하지만 팽창과 수축을 반복하는 발기와 더불어 성관계를 하는 탄력적인 물건이다. 그런데 시술 경험이 부족하면 신축성이 없는 부위를 이식해서 발기 시 이완이 되지 않는 문제가 생긴다. 설령 신축성이 높은 부위를 이식하더라도 겨울에 수축되는 것을 고려하지 않고 현재 크기에 맞게 재단하여, 겨울이면 수축 때문에 요도가 눌려 소변을 못 보게 되는 문제가 생기기도 한다.

또한 성기는 아무리 수술이 잘되더라도 왜소하면 또 허전한 것이라 피부이식을 하면서 확대를 동시에 해야 하는, 여러 가지 특수 고려사항이 많은 부위다. 마취과 전문의에 의한 전신마취 상태에서 수술을 받고 일주일 이상 입원하면서 치료하는 것이 최선이겠지만, 현실에서는 시간과 경제적인 비용을 고려해서 당일 수술하고 바로 통원치료를 할 수 있어야 한다.


슈퍼맨은 합병증으로 인한 재수술 및 복잡수술을 전문으로 한다. 잘못된 성기확대술로 인한 합병증 그리고 포경수술을 비롯한 기타 수술에 의해 성기가 짧아지거나 기능과 모양에 심각한 문제가 발생한 경우에는 일반적인 수술로는 회복이 어렵다. 그래서 직접 개발한 비뇨기과적인 피부이식술이나 피부피판술을 이용해서 치료를 진행한다.

실제로 슈퍼맨에게 잘못된 음경수술에 대한 교정 문의가 꾸준하게 이어지고 있다. 이에 슈퍼맨은 '한 번에 끝내는 피부이식술 및 피판술'을 다양하게 개발했고, 지금은 중국 비뇨기과 전문의들에 최첨단 수술법을 교육하고 있다. 분명한 것은 음경 수술은 부작용의 위치 그리고 정도에 따라 수술 방법이 다양하고, 또한 환자의 경제적인 상태와 시간적인 여유에 따라서도 수술 방법이 달라져야 한다는 것이다.

성기는 배뇨와 함께 발기가 이루어지는 복합적인 장기이며, 분명히 내 것이지만 파트너와 공유해야 하는 것이다. 따라서 모양과 기능을 고려한 예술적인 감각이 수술과 결합되어야 진정한 명품으로 바뀔 수 있다.

# 다양한 음경 이물질의 종류와 제거 방법

**1. 칫솔대** : 과거에 전통적으로 가장 많이 삽입한 것이다. 칫솔 손잡이를 시멘트 바닥에 콩이나 벽돌 모양 등으로 갈아서 음경 몸통에 넣는다. 전해지는 이야기로는 그 당시에는 마취를 할 수 없으니 술에 잔뜩 취한 상태에서 밝히기 어려울 정도의 원시적인 몬도가네 방식으로 삽입이 이루어졌다고 한다.

**2. 구슬** : 일반적으로 '보오링'이라고 하는 다양한 크기의 쇠구슬을 취향에 따라 한 개부터 여러 개까지 음경 곳곳에 삽입한다. 여유가 있다면 금이나 은을 럭비공 모양으로 세공해서 삽입한다. 단, 은의 경우 시간이 지나면 피부가 녹색으로 변색해 보기도 불편하고 피부에도 좋지 않으니 주의가 필요하다. 우스갯소리로 일종의 비상금! 그러니까 형편 어려울 때 금으로 만든 구슬을 하나씩 빼서 쓰기!

**3. 치과용 인상 재료** : 치아 수복 또는 결손 시 진단용 모형으로 러버, 실리콘, 알지네이트를 사용하는데 이것을 성기에 삽입한다. 한번은 러버를 넣은 성기 조직에서 괴사가 나타나 제거 수술을 집도했는데, 러버 물질이 매우 끈적끈적하게 피부에 층층이 쌓여 있어서 제거가 쉽지 않다.

**4. 립스틱** : 여성의 립스틱을 색깔별로 다양하게 녹여서 이를 성기에 주입한다.

**5. 안연고** : 불법 이물질은 염증이 자주 생기는 것에 착안해서 항생제가 포함된 안

연고를 녹여 주사기로 주입하는 경우도 종종 있다.

**6. 바셀린 :** 일반적으로 가장 많이 사용하는 이물질이다. 피부에 보습용으로 바르는 바셀린을 녹여서 주사기로 주입한다.

**7. 파라핀 :** 양초의 재료로 쓰이는 파라핀을 불에 녹여서 성기에 주입한다. 이것은 피부 곳곳에 침투하여 피부를 딱딱하게 변성시켜서 발기 시 통증을 일으킨다. 혈액순환 장애도 종종 일으켜서 대부분 괴사 등 합병증을 유발한다. 완전 제거도 힘들며 한 번의 실수가 평생의 업보로 남는, 절대 금해야 할 물질이다.

## 제거 방법

**1. 단순 제거 :** 포경수술을 하기 전이거나 피부 조직에 여유가 있는 경우는 단순 제거를 통해서 해결할 수 있다. 한 번의 실수는 있었지만 가장 다행스러운 경우이다.

**2. 음낭이식술 :** 염증이 생긴 부분이 광범위해서 단순 제거를 해서는 안 되는 경우는 이식수술을 한다. 음경의 몸통은 발기를 해야 하기 때문에 신축성이 있어야 하므로 음낭을 이용한다. 음낭은 여름에는 축 처지고 겨울에는 쪼그라들어 신체 부위 중 가장 음경 피부와 유사하고, 또한 가장 가깝게 위치하기도 하기 때문이다. 슈퍼맨비뇨기과에서는 한 번에 끝내는 음낭피판 이식술을 개발하여 국내 및 해외학회에 발표함으로써 선진 수술법을 널리 알리고 있다.

**3. 피부이식술 :** 이식수술을 해야 하는데 음낭이 선천적으로 작거나, 이미 사고나 기타 이유로 이용이 어려운 경우에는 허벅지, 엉덩이, 복부의 피부를 대신 이용하여 이식술을 시행한다. 신축성이 떨어진다는 단점이 있지만 그나마 최선의 방법이다.

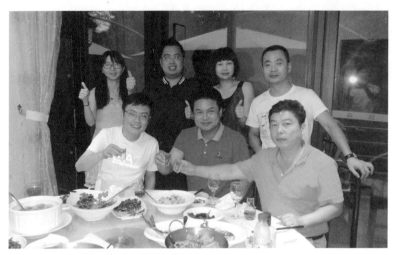

항저우 아폴로 남성병원의 임원진과 시후에서 만찬

 

이제 맛있는 음식과 진한 술이 기다리는 시후로 이동해 보자. 시후의 서쪽에는 중국 10대 사찰 중 하나인 1,700년 역사의 영은사가 위치해 있다. 중국 동진东晋 시대에 건립되었고, 인도 승려 혜리慧理가 중국에 와서 불교를 전파하면서 이곳의 경색이 기이하고 그윽하다고 하여 사원을 재건하면서 영은灵隐이라는 이름을 붙였다.

입구에는 나한전罗汉殿이 있으며, 내부에는 각양각색의 오백나한상 五百罗汉像이 있다. 대웅보전 후면의 약사전药师殿은 아픈 사람들을 치료해 주는 불상들로 가득 차 의료인들은 꼭 들러서 참배하는 곳이기도 하다. 슈퍼맨과 인연이 닿은 분들을 위해 이곳에서 기념사진을 하나 남겨 보았다.

이곳에는 우리에게 친숙한 금복주의 모델인 제공濟公 스님이 계신다. 스님의 본명은 이수원李心遠이다. 해어진 모자에 찢어진 부채를 들고 마을로 내려가 술과 고기를 얻어먹기 일쑤였으나, 신통력이 뛰어났다고 전해진다. 하루는 스님이 인도에서 큰 바위가 날아올 것을 감지하고, 동네 사람들에게 대피하라고 경고했으나 아무도 그의 말을 믿지 않았다. 그냥 두면 모두 죽을 상황에 이르자 마을에서 결혼식을 올리던 신부를 납치해서 절 방향으로 도망을 갔다. 이것을 본 마을 사람들이 스님을 잡기 위해 달리는데, 그들 바로 뒤에 큰 바위가 떨어져 모두가 무사했다. 그때 떨어진 바위를 비래봉이라고 하는데, 그 이후로 스님은 마을 사람들에게 신과 같은 존재로 추앙받게 되었다. 지금도 비래봉에는 제공 스님의 여러 모습이 조각되어 있다. 이곳에 배가 나온 불상이 많은 이유는 중국 사람들 대부분이 희로애락을 그 배에 담고 있기 때문이라고 믿어서다.

영은사 근처의 풍미는 바로 거지닭이다. 심복들과 함께 암행 중이었던 청나라 건륭황제는 밤이 깊도록 잠자리를 찾지 못해 노숙을 하게 되었고 그날 밤 자리를 잡은 곳에 모닥불을 피웠다. 그런데 땅 아래에서 맛있는 냄새가 올라와 그곳을 파 보았더니 놀랍게도 닭이 들어 있는 것이 아닌가. 알고 보니 그곳은 거지들이 닭서리를 한 후에 털을 뽑은 생닭을 황토에 묻어 둔 장소였다. 그 닭 맛에 반한 황제가 궁궐로 돌아와 그 방식 그대로 조리하기 시작한 것이 궁중음식이 되어 오늘날까지 전해졌다고 하는데 이것이 사실이라면 정말 기이한 우연이 아닐 수 없다.

아폴로병원장이 최고급 비단 스카프라고 하며 선물을 주었다. 중국에서는 비단으로 된 제품이 많은데 그것도 그럴 것이 중국은 최초로 비단을 만든 나라로, 비단은 실크로드와 해상경로를 통한 무역의 중요 상품이었다.

실크로드는 비단을 비롯한 여러 물품의 고대 중국과 서역 간의 주요 무역로로 그 길이는 6,400km에 달했다. 실크로드가 처음 열린 것은 한 무제武帝 때다. 한 무제는 중국 북부 변방을 위협하는 흉노를 제압하기 위해 대월지국과 연합하여 서아시아의 교통로를 확보하길 원했다. 황제의 명을 받은 장건張騫이 병력 100명과 함께 장안을 떠났지만, 얼마 못 가 흉노에게 붙잡혀 그곳에서 10년 동안 수감되었다.

그 후 장건은 탈출에 성공하여 파미르고원을 넘어서 대월지국에 도달했다. 시간이 흐르고 동맹에는 실패했지만 1년 동안 수많은 자료를 수집해서 귀국하는데, 이번에는 남쪽 길을 택했다. 도중에 티베트족에게 붙잡히기도 했지만 13년 만에 결국 돌아왔고, 한 무제는 이 소식을 듣고 직접 성 밖으로 나가서 그의 공로를 치하했다.

훗날 한 무제는 페르가나국, 누란, 흉노까지 정복하고 서역길을 완전히 손에 넣어 중국의 비단을 로마까지 수출하게 되었다. 1세기경에는 로마 황제가 중국 비단으로 만든 옷을 입으면서 유행이 되었고, 중국은 비단의 나라라는 뜻으로 '사국絲國'으로 불리게 되었다.

행사장에서는 이곳 병원 직원들이 준비한 각종 가무와 공연이 이어졌다. 슈퍼맨에게도 노래 요청이 들어와 덩리쥔鄧麗君의 '月亮代表我的心(달빛이 내 마음을 대신해요)'를 뽑아 주었다.

你问我爱你有多深  당신은 내게 물었죠? 얼마나 당신을 사랑하느냐고
我爱你有几分  내가 당신을 얼마나 사랑하는지
我的情也真 我的爱也真  내 마음은 진정이에요 내 사랑도 진정이에요
月亮代表我的心  저 달빛이 내 마음을 비춰 주네요
轻轻的一个吻 已经打动我的心  부드러운 입맞춤은 내 마음을 울리게 하고
深深的一段情 叫我思念到如今  아련한 그리움은 여전히 당신을 그리게 하는군요

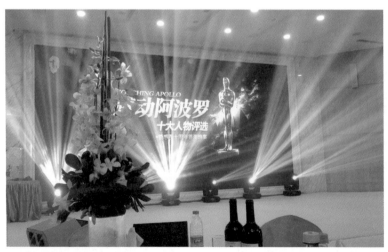

항저우 아폴로남성병원의 10주년 행사

덩리쥔은 중국의 이미자 정도로 생각하면 이해가 쉬울 것이다. "낮에는 덩샤오핑이 지배하고 밤에는 덩리쥔이 지배한다."라는 유행어가 있을 정도로 그녀의 인기는 중국에서 대단하다. 앙코르 요청이 들어와서 이번에는 싸이의 '강남스타일'로 흥을 돋우어 주었다. 고소하면서도 담백한 거지닭과 함께 우장춘바이지우를 마시면서 즐거운 밤이 이어졌다.

오늘은 병원장과 사장 그리고 핵심 측근인 홍보, 경리, 인사 팀장들과 함께하는 술자리가 이어졌다. 이곳에서 꼭 먹어야 할 음식이 동파육과 취새우다. 동파육東坡肉은 큼직한 삼겹살 덩어리를 통째로 전통 명주인 사오싱주紹興酒에 넣어 삶은 후 간장 등으로 장시간 졸여서 만드는 음식이다.

송나라 때에 소동파가 항저우 지사로 근무하고 있었는데 양쯔강의 범람으로 물난리가 날 위기에 처했다. 이에 그는 병사와 백성을 동원하여 제방을 쌓아 도시를 구하게 되었다. 그래서 백성들이 고마움의 표시로 그가 좋아하는 돼지고기를 보내왔다. 하지만 소동파는 오히려 가난한 백성들이 먹을 수 있도록 요리사에게 돼지고기와 술을 준비하라고 하였다. 그런데 이 말이 잘못 전달되어 술에 돼지고기를 넣어 삶았는데, 그 맛이 기가 막혔다고 한다. 이러한 그의 어진 마음에 감동한 백성들이 그 돼지고기 요리에 소동파의 호를 붙여서 동파육이라고 불렀다는 설이 전해진다.

오늘의 술은 이 동파육에 쓰인 샤오싱주紹興酒의 하나인 뉘얼홍女兒紅이다. 중국 8대 명주에 포함되는, 중국의 황주黃酒 중에서도 가장 오래된 술이다. 이미 춘추전국시대 때부터 만들어지기 시작했고, 월나라의 왕 구천勾踐이 오나라를 정벌하러 나서기 전에 전의를 끌어올리기 위해 나눠 주었던 술이기도 하다. 남북조 시기부터 황실에 진상하면서 그 명성이 높아졌다고 전해진다.

뉘얼홍주는 찹쌀을 보리누룩으로 발효하여 만든다. 알코올 도수는 15~20%로 바이주에 비하면 약한 편이다. 색깔은 짙은 갈색이며, 오래 숙성될수록 향이 좋아진다. 보통 따뜻하게 데워서 마시는데, 여름에는 차게 마시기도 한다. 쉽게 이해하자면 뉘얼홍주는 중국판 막걸리라고 할 수 있는데 한국의 막걸리와는 달리 뒤끝이 덜하다.

옛날 소흥에 살던 사람이 아들을 낳으면 잔치에 쓰려고 샤오싱주를 빚었다. 그런데 바람과는 달리 딸이 태어나자 화가 나서 술을 땅에 묻어 버렸다. 총명하고 예쁘게 자란 딸이 시집갈 나이가 되었을 때 문득 그 술이 생각나 파내어 마셔 보았더니 그 향과 맛이 기가 막혔다고 한다. 그래서 뉘얼홍女兒紅이라는 이름이 붙은 것이다. 그 후로 이곳 사람들에게는 딸이 태어나면 샤오싱주를 담가서 파묻고, 그 옆에 오동나무를 심는 전통이 생겼다. 딸이 시집갈 때 이 술을 파내어 잔치에 쓰고, 오동나무는 베어서 장을 만들어 보내는 전통이 지금도 이어지고 있다.

이곳의 또 다른 별미는 취새우다. 간장과 고량주에 담가졌다가 나온 것이다. 젓가락을 대니 살짝 꿈틀거린다. 사실은 죽은 게 아니라 고량

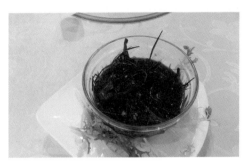
시후의 별미 취새우

주에 취한 것이다. 한입에 먹기 적당한 크기에, 씹으면 술이 새어 나오면서 싱싱함이 물씬 느껴진다. 완전 별미다. 다른 도시에 가서 취새우를 주문하면 요리가 큰 새우로 나와 껍질을 까서 먹어야 하는데, 이건 맛도 별로고 그냥 흉내만 낸 요리니 항저우의 취새우와 혼동하지 말길 바란다.

시후 주변의 아늑한 경치와 여유, 거기에서 동파육과 취새우에 뉘얼홍주를 곁들이는 호사를 누리니 내 집인 양 마음이 편안해졌다. 하지만 아쉬움을 접고 다시 한국으로 돌아가야 한다. 그렇게 시후의 밤이 깊어 간다.

### 제13장

# 중국 공산당의 성지,
# 남쪽의 번창한 도시 난창

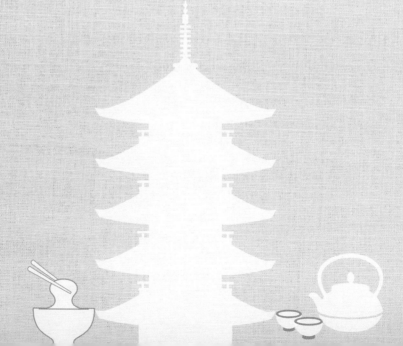

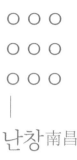

# 난창南昌

난창南昌은 인구 510만 명의 도시로 강서성의 성도다. 14세기에 주원장朱元璋과 진우량陳友諒의 결전이 있었으며, 20세기에는 난창기의가 일어난 곳으로 중국 공산당의 성지이기도 하다.

장시성江西省에는 우리의 한강과 같은 창강長江, 양쯔강이 크게 가로질러 흐르고 있다. 난창남성병원으로 들어가는 길에 팔일대교를 넘어가는 중, 병원의 부원장이 이곳에 흑묘백묘상이 세워지게 된 계기를 설명해 주었다. 슈퍼맨은 귀를 쫑긋하여 듣게 되었다. 사부이신 한 교수님이 자주 이야기하시던 덩샤오핑鄧小平의 흑묘백묘론 때문이다.

흑묘백묘는 '부관흑묘백묘不管黑猫白猫, 착도로서捉到老鼠 취시호묘就是好猫'의 줄임말로 그 유명한 "검은 고양이든 흰 고양이든 쥐만 잘 잡으면 된다."라는 말이다. 1979년 미국에서 돌아온 덩샤오핑은 중국의 개혁과 개방을 이끌면서, 경제적 발전을 위해서는 공산주의든 자본주의든 상관없고 인민들이 잘살게 되면 그것이 제일이라고 주장했다. 부자가 될 수 있는 사람은 먼저 부자가 되라는 선부론先富論과 함께 덩샤오핑의 경제개방정책을 잘 나타내는 용어다. 정치는 기존의 공산주의식으로, 경제는 흑묘백묘 식으로 유지하여 중국은 비약적으로 발전했고, 세계에서 유례가 없는 중국식 사회주의를 탄생시켰다.

흑묘백묘는 원래 쓰촨성 지방의 속담인 흑묘황묘黑猫黃猫를 변형한 것으로, 비슷한 말로는 고전에 많이 쓰였던 남파북파南爬北爬가 있다. 남쪽에서 오르든 북쪽에서 오르든 산꼭대기에만 올라가면 된다는 뜻으로, "기차를 타든 버스를 타든 서울만 가면 된다."와 같다.

중국의 개방 시기를 겪어 본 주변 사람들의 이야기로는 그 당시의 중국은 우리나라 새마을 운동 이전 시기와 비슷해서 경제 사정이 열악했

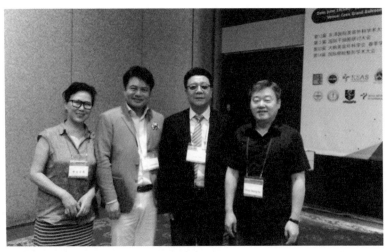

한국 국제학회에 참석한 난창 남성병원장(슈퍼맨 오른쪽)

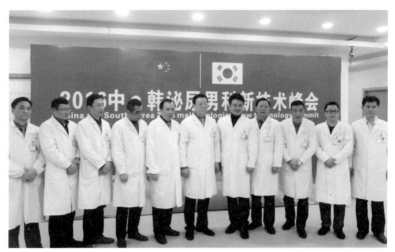

난창 남성병원의 의료진

다고 한다. 슈퍼맨은 개방된 지 10여 년이 지나서 중국을 처음 방문했는데 그 당시에는 물가가 참 싸다고 느꼈다. 그런데 5년 후 다시 갔을 때는 상하이의 물가가 서울과 비슷해졌다. 그만큼 중국의 경제발전 속도가 대단히 빨랐다는 것을 의미한다. 현재는 중국의 남성병원 사장 또는 원장의 재산이 우리 돈 6,000억 원 정도로 거부가 많아진 것을 보면 격세지감을 느낀다.

장쩌민江澤民 주석이 난창을 방문하여 이 팔일대교를 지나면서 입구의 사자상을 보고 다리 끝에는 무엇이 있냐고 물어봤다고 한다. 현지 수행원이 난창 사투리로 '없다'라는 뜻의 "메요."라고 대답했는데 장 주석은 '고양이'라는 뜻의 '마오'로 잘못 알아들었다는 일설도 있다. 막상 승용차로 통과하면서 아무것도 없다는 것을 알았고, 추후 고양이 동상을 세우자고 했다고 한다.

문화대혁명 때 자본주의 사상이 문제가 돼 숙청된 덩샤오핑이 하방되어 내려온 곳이 이곳 난창의 트랙터 공장이었다. 덩샤오핑이 여기에서 5년 동안 고진苦盡의 시절을 보낸 사실을 너무나 잘 알고 있는 후계자 장쩌민이 이 대교 남단의 좌우에 흑묘와 백묘를 세운 것은 어쩌면 당연한 일일 수도 있겠다. 여기에 세워진 동상은 우리가 알고 있는 고양이가 아니다. 커다랗게 부릅뜬 눈매, 역동적인 동작의 네 다리와 하늘을 찌를 듯이 올라간 꼬리를 보면 용맹한 사자를 보고 있는 것 같은 착각에 빠지기 일쑤다.


1년 전 서울에서 열린 국제학회에 슈퍼맨이 난창 남성병원 원장님 부부를 초대한 적이 있었다. 병원장님의 사모님과 아들까지 성형외과를 전공한 의사 가족이다.

서울에서 어디를 가면 좋을까 궁리하다 경복궁을 방문했다. 입구에서는 한복을 대여해 주었고, 전통복장을 한 장정과 병사를 보는 재미도 있었다. 식사는 한정식으로 했다. 저녁에는 단란주점에서 한국식 폭탄주를 돌아가면서 마시면서 날밤을 새웠다. 사모님과 함께한 중국 노래 합창은 지금도 기억에 남는 하모니였다.

다음 날에는 학회에서 원장님의 강의가 있었다. 발기부전의 마지막 수술, 세 조각 팽창형 임플란트 수술에 대한 발표가 이루어졌다. 어디를 가더라도 남성의 발기는 중요한가 보다. 원장님과의 추억을 떠올리면서 미소를 띠는 사이 병원에 도착했다.

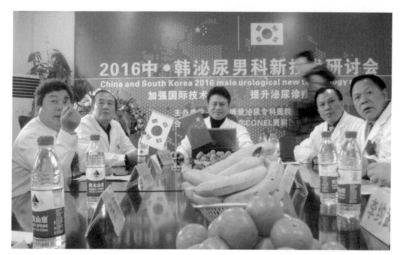

음경만곡증의 한국식 교정수술에 대한 강의 중

많은 분들이 나와서 슈퍼맨을 반겨 주었다. 이렇게 환대를 해 주는 것을 보고 느낀 점은 슈퍼맨 또한 한국에서 손님들을 맞이할 때 이것의 반의반이라도 해야겠다는 것이었다. 그 뒤부터 병원도 작고 인원수도 적어서 축제 분위기는 못 내더라도 플래카드나 기념장 정도는 준비하는 등 최선을 다하려고 노력한다. 인생은 완벽하지 않지만 최선을 다하는 것 또한 멋지고 당당한 일이다.

1층 입구에는 전시장이 있었다. 성기 모양의 조각, 에로틱한 그릇, 다양한 체위의 성관계를 하는 그림 등 다수의 골동품이 전시되어 있어서 안내를 받았다. 슈퍼맨도 뜻한 바가 있어 출장이나 여행 중에 이러한 골동품을 찾아보고 경매도 받아서 보관 중인데 아직 전시할 수준은 되지 않는다.

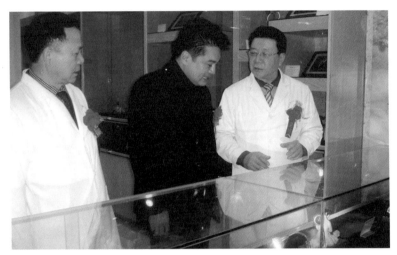

난창 남성병원내 성박물관

　난창남성병원과 슈퍼맨비뇨기과는 업무 협약식을 성대하게 치르고, 이곳 의료진을 상대로 한국에서 이루어지는 남성확대술과 길이연장술 그리고 음경만곡증 수술에 대하여 강의를 시작했다. 남성성형수술은 수요가 점점 늘어나는 추세라서 한국식 수술에 대한 관심이 대단했다. 첫 단계로는 수술방법에 관한 테크닉을 배우는 게 가장 중요하다. 하지만 환자와의 상담과 검사를 통한 진단 그리고 수술 후 회복단계의 전반적인 과정을 충분히 익혀야 합병증 없이 원하는 바를 얻을 수 있다는 것을 강조했다.

　원장님의 인도하에 외래 진료실과 검사실과 치료실을 한 바퀴 돌아봤다. 이곳은 전립선 치료장비가 다양해서 슈퍼맨이 처음 보는 전립선염 치료장비도 있었고, 전립선 수술도 굉장히 많이 이루어지고 있었다.

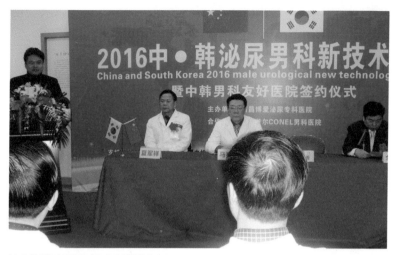

2016년 난창 남성병원 방문시 상호협력 축사 중

엄청난 자본이 투입된 첨단장비들과 500여 명의 병원 직원들을 보면서
중국 의료시장의 성장에 다시금 놀랐다.

오후에는 원장님과 함께 난창에 오면 꼭 가 봐야 하는 곳 중 하나인
등왕각에 갔다. 난창의 등왕각滕王閣은 우한의 황학루, 악양의 악양루
와 함께 중국 강남의 3대 누각이다. 당 태종 이세민의 동생인 이원영이
서기 653년에 만든 건물로 서예, 음악 그리고 음주가무를 좋아했던 그
가 강변을 바라볼 수 있는 곳에 별궁으로 세웠다고 한다. 황제의 동생
으로 등왕滕王이라고 했던 그의 이름이 누각의 이름이 된 것이다.

누각 앞에는 암수 사자가 문을 지키고 있었다. 중국에서 사자는 용과
호랑이와 더불어 신령스러운 동물이자 귀신을 쫓아내는 동물로, 궁궐

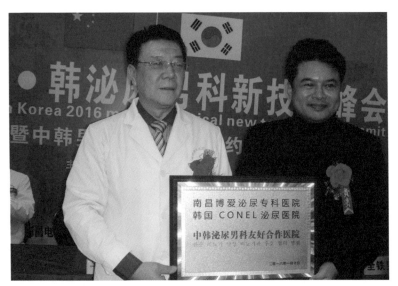

슈퍼맨과 난창 남성병원의 업무협약식

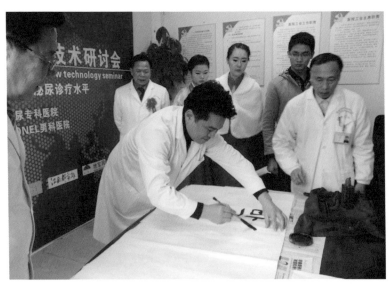

사람이 너무 엄하기만 하면 따르는 사람이 없다 水淸無大魚

이나 사당의 입구에는 으레 돌로 만든 사자 한 쌍이 문을 지키고 있다. 오른쪽에 있는 것은 수컷이고 위엄과 돈을 나타내는 여의주를 오른발로 밟고 있다. 왼쪽에 있는 것은 암컷이고 자세히 보면 새끼 사자를 누르고 있는데 이는 다산을 상징한다.

황제가 집무하는 곳을 지키는 사자상은 귀가 덮여 있는데 이것은 '듣지 말라'는 뜻이라고 한다. 호랑이는 원래 중국에도 있었지만, 동아시아에 서식하지 않는 사자와 기린 같은 희귀동물은 실크로드를 통해 수입되었다고 한다. 실제로 보고 조각하는 경우가 드물어 진짜와는 모양이 다르다. 괴물처럼 보이기도 하고 후대로 갈수록 순화되어 개의 모양을 띠기도 한다.

명절 때 추는 사자춤에도 유래가 있다. 명나라 때 새해가 되면 괴수가 나타나 농작물을 파헤치고 가축을 잡아먹는 일이 반복되었다. 이에 한 청년이 사자탈을 쓰고 괴수를 놀라게 하여 멀리 쫓아 버렸다고 한다. 그 후로 사람들은 사자는 사악함을 몰아내는 능력을 가졌다고 믿었으며 매년 춘절이면 사자춤을 추는 풍속이 생겼다고 한다. 당나라 때에 이르러서는 반주를 곁들인 대형무용으로 발전했고, 지금은 명절뿐만 아니라 축하행사에서 폭죽과 함께 분위기를 절정으로 몰아가는 수준 높은 예술작품이 되었다.


등왕각 내부에는 왕발과 그의 등왕각서가 배치되어 있다. 왕발王勃은 당나라 초기의 시인으로, 6세에 이미 문장을 지은 신동이며, 17세에 일찍이 벼슬길에 들어섰으나 성격이 강직하고 교만했다. 결국 후에 관

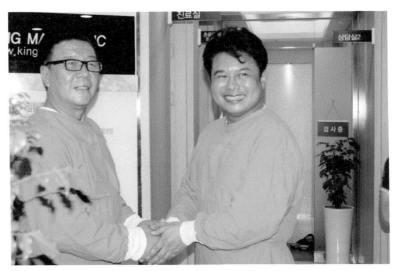

강남 슈퍼맨 비뇨기과에 방문한 난창 남성병원장

노를 죽인 죄로 파면당한다.

그가 천하의 명문 '등왕각서'를 짓게 된 계기는 다음과 같다. 왕발이 교지交趾, 지금의 베트남으로 아버지를 만나러 가는 길에 폭풍우를 만나서 마당산에서 하루를 묵게 된다. 잠을 청하는데 꿈에 산신령이 나타나서 이렇게 말한다.

"네가 내일 중양절에 홍주목洪州牧으로 있는 염백서閻伯嶼가 등왕각滕王閣을 중수重修하고 베푸는 연회에 참석해서 글을 쓰면, 천하의 명문으로 남아 너의 이름이 만세에 전할 것이다."

"여기서 등왕각까지는 700리인데 도저히 갈 수가 없습니다."

"지금 내가 배를 타서 한숨 자고 나면 도착해 있을 것이다."

신기하게도 다음 날 연회 중에 중수를 기념하기 위한 누문을 한 편씩

짓고 있는 등왕각에 도착하게 되었다. 염백서는 사위인 오자장吳子章을 위해 미리 문장을 준비해 놓은 상태였고, 이것을 모르는 왕발은 바로 붓을 들고 글을 써 내려간다.

物華天寶  이곳 풍물은 아름다워 하늘이 내린 보배이니

龍光射牛斗之墟  용천검의 빛이 견우성과 북두성 사이를 쏘았고

人傑地靈  인물이 걸출하고, 땅은 신령스러워

徐孺下陳蕃之榻  서유는 태수인 진번陳蕃의 걸상을 내려 주며 맞아들였다

이 구절에 이르자 염백서는 깜짝 놀라게 된다. 천하의 보검인 용천검이 이곳 땅속에 묻혀 있어 밤이면 칼끝의 빛이 북두성과 견우성 사이를 쏘았다고 한다. 또한 홍주의 태수인 진번은 평소에 손님을 접대하지 않기로 유명한 사람인데, 난창 출신의 서유가 왔을 때만 걸어 놓았던 걸상을 내려서 대접했다고 한다. 서유가 간 뒤에는 그 누구를 위해서도 걸상을 내리지 않았다고 전해진다. 이 '물화천보 인걸지령物華天寶 人傑地靈'은 난창을 나타내는 말이 되었다.

다음은 가장 유명한 대목이다.

落霞與孤鶩齊飛  떨어지는 저녁노을은 짝 잃은 기러기와 나란히 날고

秋水共長天一色  가을 물빛은 먼 하늘과 같은 색이네

이 글은 등왕각 1층 기둥에 새겨져 있는데, 마오쩌둥의 글씨라고 한다. 그는 50년간 450여 종의 서예작품을 발표한 걸출한 서예가였으며, 해서, 행서, 초서에 능했다. 장수비결의 하나로 알려진 그의 서예는 창조정신과 자연의 법칙 그리고 호탕함이 담겨 한 세대를 풍미한 그의 기상을 잠시나마 느껴 보았다.

아래는 왕발의 마지막 시구다.

滕王高閣臨江渚 등왕의 높은 누각이 강가에 있는데

佩玉鳴鑾罷歌舞 패옥과 방울 소리 울리던 가무도 끝이 났구나

畵棟朝飛南浦雲 그림 같은 마룻대 위로 남포의 아침 흰 구름 흐르고

朱簾暮捲西山雨 붉은 발을 저녁때 걷으니 서산에는 비가 내리네

閑雲潭影日悠悠 한가로운 구름은 연못 속에 그림자 잠기고 해는 날마다 유유히 지나가는데

物換星移度幾秋 만물은 바뀌고 별자리 옮겨 가니 몇 번이나 가을이 지났는고

閣中帝子今何在 누각 안의 황자는 지금은 어디에 있는가?

檻外長江[ ]自流 난간 밖의 장강은 부질없이 저렇게 흐르는데

글을 마치자 염백서는 왕발을 크게 대접했고, 후한 사례를 받은 왕발은 바로 길을 떠났다고 한다.

잔치가 마무리될 무렵 염백서는 이 글을 혼자 차분히 읽다가 마지막 구의 한 부분이 비어 있다는 것을 알게 되었다. 이에 하객들을 불러 모

아서 빈 곳을 채워 보려고 했다. 어떤 이는 '구灸'자가 맞는다고 하고, 어떤 이는 '현現'이 좋다고 하고, 어떤 이는 '대大'가 적합하다고 했다. 날이 새도록 추측한 글자를 아무리 넣어 보아도 어색할 뿐이었다. 이에 염백서는 관리를 시켜 금과 비단을 챙겨 주면서 왕발을 쫓아가 빈 곳의 글자를 알아 오게 했다. 말을 달리고 달려 왕발을 만난 관리는 사정을 설명하고 그 한 글자를 알려 달라고 했다. 그러자 왕발은 이이렇게 말했다.

"정 그렇다면, 눈을 감으면 손바닥에 한 글자를 써 줄 테니 염백서에 도달하기 전까지는 절대 손을 펴 보아서는 안 되오."

관리는 약속대로 손을 한 번도 편 적 없이 한달음에 염백서에게 도착했다. 이윽고 손을 펴 보니 아무 글자도 없었다. 먹을 묻히지 않고 쓴 글자라 있을 리가 없었던 것이다. '금과 비단으로도 한 글자를 살 수 없구나' 하고 크게 실망한 염백서는 며칠 동안 식음을 전폐하고 누워 있다가 갑자기 그 글자가 '공空'이라는 깨달음을 얻었다. 그 관리의 손이 비어 있었기 때문이다.

그 후 왕발은 부친을 만나고 돌아오는 길에 바닷물에 빠져 익사했다고 전해지는데 그때 그의 나이 27세였다. 그의 '등왕각서'는 북산이문北山移文과 함께 병려문騈儷文 가운데 대표적인 명문으로 꼽힌다.


외래환자 상담 중인데 밖이 시끌시끌했다. 가만히 들어보니 아파 죽겠다고 난리다. 보호자도 몇 명 같이 온 듯했다. 얼른 검사실로 옮기고 나서 상황을 정리해 보았다. 여성 상위 체위로 관계 중에 뚝 소리와 함께 피멍이 들면서 성기 모양이 뒤틀렸다고 했다.

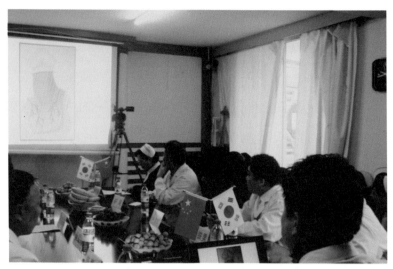
음경골절의 원인과 치료에 대한 강의 중

    팬티를 내리고 검진해 보니 생각보다 상태가 심각했다. 성기 좌측 부위에서 엄청난 출혈로 인해 핏덩어리가 있었고, 형태를 알아보기 힘들 정도로 울퉁불퉁 요동을 치면서 좌측으로 완전히 돌아가 있었다. 음경이 골절된 것이다. 비뇨기과 외래에서 흔치 않은 응급상황이었다.

    출혈이 심해서 먼저 응급조치를 한 다음 수술방으로 바로 뛰었다. 국소마취를 한 후 포경수술 라인을 따라 절개를 했다. 음경 기저부를 향해서 박리를 진행하니 우측에 핏덩어리가 관찰되었다. 혈종을 제거하니 3cm 길이의 백막이 찢어져 있어 백막봉합술을 시행하고 다층 봉합으로 마무리했다.

저녁식사를 하면서 "난창의 가장 큰 자랑거리는 무엇인가요?"라고 물어봤는데, 이곳 사람들은 남창기의에 자부심을 가지고 있었다. 난창은 중국 현대사에서 매우 중요한 장소다. 장제스蔣介石는 공산당의 세력 확장에 위기감을 느끼고 탄압을 시작했는데, 이에 공산당은 1927년 8월 1일에 봉기하여 난창을 점령했다. 저우언라이周恩來의 지휘로 이루어진 이 전투는 국민당과 공산당 최초의 전면전이었다. 이 전투를 '팔일난창기의八一南昌起義'라고 한다.

이 봉기는 비록 '5일 천하'로 끝났지만 공산당으로서는 의미 있는 사건이었다. 이는 공산당이 군사 제도를 개편하고 정비할 수 있는 계기가 되었다. 그래서 8월 1일을 인민해방군 건국기념일로 지정한 것이다. 그날의 지휘본부였던 강서대여사 건물은 현재 '팔일난창기의 기념관'으로 사용 중이다. 1977년에는 난창기의 50주년을 기념하여 인민광장

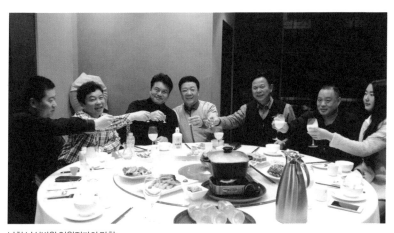

난창 남성병원 임원진과의 만찬

# 음경 골절

음경이 골절됐다고 하면 "장난하냐?" 하고 놀리기도 하는데, 그 이유는 알다시피 음경에는 뼈가 없기 때문이다. 골절이라고 하면 뼈가 부러지는 것을 말한다. 그런 데도 의학적으로 음경에는 골절현상이 나타난다.

음경에는 두 개의 음경해면체와 한 개의 요도해면체, 세 개의 관이 있다. 발기는 두 개의 음경해면체 파이프에 혈액이 차오르고 단단해지면서 일어난다. 이 음경해면체 관을 감싸고 있는 흰색의 막이 있는데 이것을 백막이라고 한다. 이 백막이 찢어지는 것을 음경의 골절이다.

음경 골절의 70%가 자위행위 시 흥분을 이기지 못해 발기한 음경을 격렬하게 구부리거나, 성관계에서 과격한 체위를 시도할 때 발생한다. 음경의 뿌리는 치골과 현수인대에 의해 붙어 있는데, 발기 상태에서 이것의 반대 방향으로 무리한 힘이 가해지면 백막이 찢어지는 음경 뿌리 부분의 골절이 일어난다. 특히 술에 취해 정신이 없는 상태로 여성 상위 체위에서 불완전 결합 상태로 돌리다 보면 음경 몸통 중간 부분에 골절이 생긴다.

27%는 취침 중에 발기 상태에서 뒹굴거나, 높은 곳에서 떨어지거나, 외부 충격에 의해 또는 구부리다가 발생하고, 나머지 3%는 발기 상태가 아닌 이완 상태에서 외부 충격 또는 타격에 의해 발생한다.

관계 중 뚝 하는 부러지는 소리가 들리면 무조건 피스톤 운동을 멈추어야 한다. 흥분된 상태에서 계속 하다 보면 백막의 찢어짐이 심해지기 때문이다. 이렇게 찢어진 부위가 파랗게 멍이 들면서 부어오르게 된다. 또한 부종으로 인하여 성기의 외형이 울퉁불퉁 흉측하게 변하고, 발기 시 음경이 바나나처럼 크게 휘어지면서 발기통이 생긴다. 그대로 방치하면 발기부전이 발생할 수도 있다.

비뇨기과 응급수술을 해야 하는 상황이므로 부끄럽다고 혼자 고민하지 말고 즉시 의료기관을 방문해야 한다. 자칫하면 염증반응과 상처로 인한 반흔(scar)에 의해 딱딱한 결절이 후유증으로 남아 음경만곡증이나 발기부전을 일으킬 수 있다는 것을 명심해야 한다. 또한 사랑의 표시로 성관계를 하는 것인데도 불구하고 과격한 체위나 지나친 구강성교를 시도하거나, 무리하게 자위행위를 하면 음경 골절을 일으키므로 주의해야 한다.

에 팔일난창기의 기념탑을 세웠다.

오늘의 술은 사특주四特酒다. 네 가지 특별함이 있는 백주! 도대체 어떤 맛일까? 정말 설레는 순간이다.

슈퍼맨이 알기로 중국 백주의 향은 다음과 같이 분류한다. 장향형醬香型, 농향형濃香型, 청향형淸香型, 미향형米香型, 기타향형其他香型이다. 그런데 이것은 특향형特香型이라니 처음 들어 보는 종류였다. 옆에 있는 마위엔장에게 바로 물어봤다.

1952년에 국영감수주창이 창립되고, 1983년 강서감수주창으로 개칭했다가, 2005년에 사특주유한책임공사로 개칭하여 지금의 사특주를 만들고 있다. 1988년에 중국백주협회의 부회장인 심이방은 사특주의 향이 기존의 네 가지 향과 전혀 다른 향이라고 느꼈다. 이에 심이방, 조술순, 주항강, 우수민, 도가치, 김봉란 등 전문가들이 모여 3일간 회

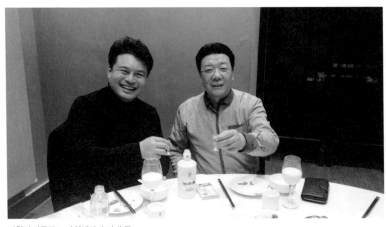

난창의 사특주로 마위엔장과 건배 중

의를 거듭한 후 이 향을 특향으로 결론지었다. 그리고 1997년 3월에 전국 표준화위원회가 심의한 결과 장, 농, 청향의 세 가지 향을 고루 가진 특향형이라는 독립된 향으로서 정식 국가 인증을 받았다. 사특주는 중국 특향형 백주의 최초이자 최고이며, 강서명주江西名酒가 되었다.

사특주의 역사는 《태평어람》에 나와 있다. 3,000년 전 술의 시조인 의적이 구룡천수와 감수에서 나는 쌀로 81일간 발효시켜 마시니 그 술맛이 달고 진해졌다고 한다. 일반적으로 중국의 백주는 고량, 즉 수수를 원재료로 하고 그 외에 밀이나 옥수수 등을 혼합하여 만든다. 우리가 알고 있는 고량주의 어원이다. 그런데 사특주는 쌀로 만든다.

당나라 때부터 사특양조소가 있었으며, 명나라의 과학자 송응성이 이러한 양조기술을 체계적으로 연구하여 그의 저서인 《천공개물》에 실었다. 이 양조기술은 중국 전역에 널리 퍼져 백주 양조기술의 발전에 영향을 미치고 본보기가 되었다고 한다.

1959년에 저우라이언은 이 술을 마시고 다음과 같은 글을 남겼다.

'청향순순淸香醇純, 회미무궁回味无窮'. 맑고 깨끗하며, 그 향기는 진하게 순하며, 마시고 난 뒤에도 진해서 여운이 크게 남는다.

이와 같은 네 가지 특징으로 인해 '사특주'라고 이름을 지었다는 설도 있다. 슈퍼맨이 마셔 보니 특유의 쌀 맛을 이보다 더 적절하게 표현한 글[淸(맑고), 香(향기롭고), 醇(진하고), 純(순수하다)]은 없을 듯하다.

또 한 가지 설은 청나라 시대에 누원륭이라는 술집에서 처음 만들었다는 것이다. 그 맛이 너무나 기가 막힌 나머지 전국 각지에서 모조품이 나오기 시작해서, 가짜와 구별하기 위해서 '특特'자를 두 개 붙였다고 한다. 1930년에 남창 금화시에 의성분점을 개업했는데, 이때 더욱 맛있고 좋은 술을 만들면서 '특'자를 두 개에서 네 개로 늘린 것이 사특주의 어원이라는 설이다.

남송 때 대시인 육유가 푸저우에 와서 사특주를 마시고 크게 경탄했다.

名酒來淸江 이름난 술이 청강에서 왔는데

嫩色如新 여린 색이 새끼 거위 같구나

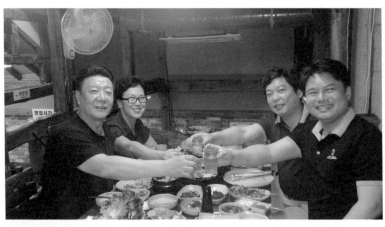

한국에 방문한 난창 남성병원장 부부와 한국식 폭탄주로 건배

1972년 문화대혁명으로 유배되어 이곳의 트랙터 공장에 내려오게 된 덩샤오핑은 이 술을 마시고 다음과 같이 치켜세웠다. '주중가품酒中佳品, 미도독특味道獨特'.

바다를 건너 만난 인연이 사특주를 통해 더 특별해짐을 온몸으로 느끼며 밤을 새웠다.

원장이 술을 마시는 중에 담배를 권하면서 재밌는 이야기를 해 줬다. 중국에서는 담배를 피우게 되면 먼저 남에게 권하는 관습이 있다. 그 담배를 모으면 하루에 세 갑이 될 정도다.

중국인은 입고 있는 옷을 보고는 부자인지를 알기가 어렵다. 되도록 소박하게 입기 때문이다. 하지만 그가 피우는 담배와 마시는 술, 그리고 타고 다니는 차를 보면 어느 정도 부자인지 알 수 있다. 비싼 담배는 한 갑에 20만 원짜리도 있다. 그래서 영업사원은 세 가지 가격대의 담배를 가지고 다니면서 만나는 사람의 수준에 맞는 담배를 권한다고 한다.

중국은 담배에 대해서는 아주 관대하다. 지위 고하에 관계없이 맞담배를 피운다. 공공장소의 흡연도 거의 제약이 없다. 조선 시대에 우리나라로 들어온 담배도 처음에는 그렇게 피웠는데, 고종이 담배를 싫어해 신하들이 그 앞에서 피우지 못하게 된 뒤로 어른 앞에서는 피우지 않는 것이 우리나라의 예로 자리 잡았다고 한다.

27년 전에 담배를 꺾어 버린 슈퍼맨이 권하는 담배마다 사양을 하자, 마위엔장이 웃으면서 오래 살려면 다시 담배를 피우라고 말한다.

저우언라이는 술을 즐기고 담배를 멀리해서 79세까지 살았고, 마오쩌둥은 술을 멀리하고 담배를 즐겨서 84세까지 살았단다. 그런데 덩샤오핑은 술과 담배를 모두 즐겼기 때문에 무려 94세까지 장수했다는 것이다. 그러니 슈퍼맨도 다시 담배를 피우는 것이 좋겠다는 뜻이었다.

바다를 건너 이어지는 인연을 느끼며 또다시 다음을 기약했다.

대부분의 사람들은 스치듯 지나간다. 인연을 떠올리면 강렬한 느낌의 만남이 있어야 한다고 생각한다. 그러나 인연은 만들 수 있는 능력을 갖고 있는지 없는지의 문제가 아닐까 하는 생각을 해 본다. 인연이란 경험하고 배워 나가는 것이며, 노력을 통해서 지금까지 만났던 중국인들과의 관계도 영원히 이어 갈 수 있을 것으로 믿는다.

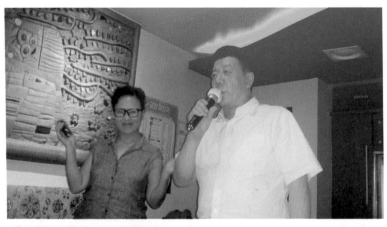

서울의 강남문화를 즐기고 있는 마위엔장 부부

슈퍼맨비뇨기과 윤종선 원장의 중국 역사, 문화, 사람 이야기 | 난창南昌

비뇨기과 강의와 교육을 위해 중국을 왕복하면서 그간 다녔던 도시와 그곳의 비뇨기과 상황과 지역 명주에 대한 추억이 기억 속에서 조금씩 사라져가는 것이 아쉬웠는데, 이렇게 책으로 마무리하게 되어 다행이고 한편으로는 후련한 마음이다.

같은 한자문화권이다 보니 다른 나라 사람보다 우리나라 사람이 비교적 중국인을 잘 이해할 수 있는 것은 사실이지만, 오랜 시간 살아온 생활습관이 달라서 생기는 대화 방법은 우리와 약간의 차이가 있다.

중국인들은 긍정도 부정도 하지 않는 자신의 속마음을 쉽사리 나타내지 않으며 애매모호한 표현을 사용한다. 쉽게 말하면 "너 뭐 먹을래?" 하고 물으면 거의 "수이비엔隨便, 너 편할 대로 해."이라고 대답한다. 이는 결코 아무거나 먹겠다는 표현이 아니다. 내 마음대로 정말 아무거나 시켰다가는 잘 먹지 못하는 상대방의 모습을 보게 되니 다시 한번 물어보는 게 좋다.

중국인들은 나쁘다는 말을 할 때 직설적으로 표현하지 않는다. 즉, '나쁘다' 대신에 '좋지 않다不好'라고 표현한다. 본인의 생각보다는 상대

방에 대한 겸손함을 지키려는 성향이 있기 때문에 이런 식의 표현 방식은 익혀두는 게 좋다.

중국인들은 대화 중에 '좋다好'라는 표현을 자주 한다. "오늘 당신 강의가 좋았어요, 오늘 당신의 수술이 좋았어요."라고 한다면, 그다지 잘하지 못한 것일 가능성이 높다. "아주(매우, 최고로) 좋았어요."가 아닌 이상은 예의상 그렇게 말하기 때문이다.

특히, 사업으로 만나서 부탁할 때 중국인들은 성사될 수 없는 일인데도 불구하고 "안 됩니다."라는 표현을 쓰지 않는다. 부탁하면 "좋아요, 좋아好, 好!"라고 대답한다. 그렇다고 해서 무조건 성사되었다고 100% 믿으면 크게 낭패를 보게 된다. 대답할 때의 상황과 분위기를 다시 생각해 보고 추후 진행상황을 꼼꼼히 챙기는 습관을 길러야 한다.

중국은 워낙 크고 소수민족이 많아서 방언이 많다. 중국인들끼리도 표준어를 쓰지 않고 대화하면 전혀 못 알아듣는 경우를 흔하게 본다. 하물며 외국인이 알아듣는 것은 거의 불가능하기 때문에 모르는 것은 꼭 물어보는 습관을 기르는 게 좋다. 중국 TV를 보면 밑에 한자 자막이 나온다. 나라가 커서 표준말과 다른 방언이 너무나 많아 생긴 현상이다.

중국인으로 태어나서 죽을 때까지 못하는 것이 3가지 있다고 한다.

첫째, 중국의 곳곳에 다 가보지 못한다.
둘째, 중국의 맛있는 요리를 다 먹어 보지 못한다.
셋째, 중국의 지역 명주를 다 마셔보지 못한다.

한국의 비뇨기과 전문의로서 중국의 더 많은 곳을 돌아다니면서 그 지역의 음식과 명주를 즐기며 비뇨기과 한류를 전파하고 싶다.

중국어를 처음 배울 때 감명 깊었던 말이 있다.

"不怕慢, 只怕站."

"느린 것을 두려워하지 말고, 멈추는 것을 무서워하라."라는 뜻이다.

세상 밖이 어떻게 돌아가는지 모르면 우물 안 개구리가 된다. 앞으로도 가만히 머물러 있는 삶을 두려워하며 도전하는 날들로 가득 채우고 싶다.

# 참고문헌

중국민속의 이해 / 조희무·한종완 지음 / 청해사

중국의 술문화 / 허만즈 지음, 김하림·한종완 옮김 / 에디터(2004)

# 추천의 글

## 강효기 Violin maker

올망졸망 서로의 어깨를 기댄 채 잇닿아 있던 골목길의 낮은 집들. 너와 함께 공부하고 함께 놀며 함께 꿈을 키웠던 유년시절. 이젠 어느덧 반백살 중년이라는 무게. 많은 사람들을 위해 이타적이고 가치 있는 삶을 위해 불철주야 열심히 노력하는 친구를 위해 멀리 시드니에서 반짝반짝 빛나는 별의 기운을 보낸다.

## 김경호 건설회사 대표

잘 알려지지 않은 중국 중소도시의 다양한 음식과 술에 얽힌 이야기들이 마셔보지 않은 술맛을 음미하는 듯한 착각이 들 정도로 생생하게 펼쳐진다. 중국인들의 일반적인 문화와 예절도 함께 서술되는 등 중국 방문 시 참고가 될 만한 자료가 방대하게 기록되어 있다. 이와 더불어 한국인이 터부시하는 남성학의 선두주자인 슈퍼맨의 의료기술 및 연구실적 그리고 다양한 성지식이 총망라되어, 한 번쯤 방문하여 상담 받고 싶은 충동이 들기에 충분하다.

### 서승훈 (주)담 대표

슈퍼맨 윤샘만의 방식으로 남성의학을 스스럼없이 이야기하며 중국 각 지역의 역사와 그 지역 술을 곁들이는 센스, 오랜 의학적 지식을 나누려는 윤샘의 생각들이 잘 녹아있는 글이다. 일단 한두 장 읽다보면 어느새 책속에 푹 빠져들 것이다.


### 안영삼 해상풍력 대표

전문인으로서 바쁘게 살아가며 한국과 중국을 넘나드는 슈퍼맨 윤샘의 다양한 세상 사는 이야기를 책으로나마 느끼고 추억으로 삼을 수 있게 해 줘서 감사한다. 앞으로도 계속 발전하기 바라며 행복이 깃들기를 기원한다.


### 양동환 팔도유람

슈퍼맨 그는 변화무쌍하다. 이 책과 함께 여행하면서 남성의학, 중국사, 중화요리, 중국 술 그리고 어느 순간 "너 자신을 알라!"라던 테스형을 만났다. 슈퍼맨과 함께 비행하니 이 어찌 기쁘지 아니한가! 같이 날고 싶은 친구가.


### 이재선 유통마스터 째프리

슈퍼맨 같은 친구가 또 일을 저질렀네. 친구의 도전과 능력 그리고 일들이 어쩜 저렇게 글자에 조화롭게 잘 표현되어 있는지! 이런 게 책인가? 친구 슈퍼맨! 자랑스럽다!


추천의 글

### 이종묵 의료인

슈퍼맨 원장의 끝없는 지식탐구와 수술에 대한 열정 그리고 재밌는 중국여행기를 잘 보았다. 다음 행보가 기대된다.

### 장경호 미리내병원장

우리가 잘 몰랐던 중국, 유쾌하고 자유로운 영혼의 술을 곁들인 중국 이야기가 즐겁게 다가온다.

### 장준완 유통업체 대표

삼라만상의 모든 현상이 음양의 조화에서 비롯되듯이, 그 성공을 위한 비법을 공개하는 저자의 휴머니즘은 중국의 술과 음식과 역사를 함께 버무려 제시하는 풍류에 기초를 둔다고 하겠다. 잠시 머물다 떠나는 세상에서 사랑하는 연인과 함께 즐겁고 행복하게 살다가 가겠다는 생각을 이 책을 통해서 새삼 느껴본다. 먹구름 사이로 터져 나오는 햇빛처럼 이 책이 한 모금의 샘물처럼 촉촉하게 스며들기를 기대해본다.

### 정용성 제임스정DiA 대표

어린 시절 말로써 친구들의 아픈 마음을 치료해주던 친구가 의술로 사람들의 아픈 몸을 치료해주더니, 이제는 글로 많은 사람들의 가슴에 남으려는 여정을 시작했다. 그 모든 순간과 긴 세월을 함께할 수 있음에 감사하며, 한결같이 멋진 내 친구를 응원한다.

## 정채기 경찰공무원

거대한 대륙의 다양한 주류를 직접 마시는 듯한 윤종선 원장의 필력. 국내 최고의 남다른 남성수술 실력도 좋은 글을 쓰는 그 손에서 비롯된 것이 아닌가 싶다. 출간을 축하한다.

## 채종근 SKT 부사장

돌이켜보면 나의 오랜 벗이자 영혼의 동반자인 윤샘의 '중국 사랑'은 벌써 수년 전부터 시작된 것 같다. 하지만 그의 중국 사랑에 대한 '진정성'을 그때는 미처 몰랐음을 시인한다.

도대체 의료연구를 간다면서 수많은 도시를 드나들며 현지인들과 만나는 일정들은 무엇이고, 대국의 모든 술을 다 섭렵할 것처럼 다양한 종류의 중국 술들은 또 왜 그렇게 많이 마셔대는지. 그러나 이 책의 마지막 장을 덮는 순간, 윤샘에 대한 오해와 미안함이 몰려들었다.

이 책은 그가 직접 경험하고 생각한 중국 사람과 도시, 문화 그리고 어느 곳이든 그곳의 모든 문화와 풍류의 최정점에 있는 '술'을 경험한 것의 집결체였고, 인생의 멋과 맛을 아는 내 가장 친한 친구가 생각하는 '우리네 인생'에 대한 이야기였다.

오랜 벗의 가이드에 따라 중국을 둘러보는 듯한 착각에 빠질 정도로 그 흥미로움과 흡입력, 몰입감은 대단했다. 회사에서 각종 보고서와 서면을 하루 종일 봐야 하는 나로서는 활자 그 자체가 부담스러울 수밖에 없음에도 어느 순간 옅은 미소를 띠며 마지막 장을 덮는 내 자신을 보는 건 오랜만에 느끼는 신선한 충격이었다. 그저 탱자탱자 놀러 다니는 줄

추천의 글

로만 알았는데, 그의 중국에 대한 사랑 그리고 진정성은 이미 책 한 권을 넘어서는 깊이와 폭이 되어 감동으로 돌아왔다. 그간 그의 자유로운 영혼이 그저 부럽다는 생각만 했을 뿐, 이토록 멋지고 소중한 경험담을 나에게 들려줄 줄은 상상하지 못했다.

미안하네, 내 친구 윤샘. 잠시나마 친구의 중국과 우리네 인생에 대한 깊은 생각 그리고 진정성을 의심했었음을 사과하네. 내 친구가 프로페셔널한 의사라는 직업을 넘어, 우리 인생에 대해서도 열정 넘치고 프로페셔널한 '좋은 사람'이었다는 점을 상기시켜 줘서 고맙고, 그러한 친구 슈퍼맨 윤샘에게 존경하는 마음과 함께 응원의 박수를 아낌없이 보내고 싶네. 아, 친구! 다음 여행에는 꼭 나도 동반해주길 바라네. 시간 한번 맞춰보세나.